図解 免疫細胞療法

NK細胞でがんと闘う

改訂版

藤井真則

幻冬舎MC

図解 免疫細胞療法
NK細胞でがんと闘う［改訂版］

はじめに

2019年5月22日、商品名「キムリア」というCAR-T療法（遺伝子改変T細胞療法）の一種が薬価収載されました。日本で健康保険適応となったがん免疫細胞療法の第1号です。

旧薬事法になじまない免疫細胞療法は、永らく自由診療で実施されてきました。昨今、急速に細胞医療を巡る法整備が進み、健康保険を使える道筋が示されたのは大きな前進です。がんは、免疫細胞を眠らせながら進行する「免疫病」です。免疫病の治療に免疫の力を使う。当然の道理です。今後のがん治療は免疫が中心になることは間違いないでしょう。

免疫細胞の中でも、生まれながらにがん細胞を認識し、圧倒的に強い攻撃力を備えるのがナチュラルキラー細胞（NK細胞）です。この細胞は、活性が高ければどんながん細胞でも攻撃する能力を持ちます。ところが、その扱いが非常に難しく、極めて培養しにくいのです。

T細胞や樹状細胞は培養が簡単で、全国各地で培養されています。しかし、これらは感染症免疫の担い手であり、特にウイルス感染に対してはT細胞が主役です。また樹状細胞は、細菌やウイルスを見つける専用センサーを多種大量に備えますが、がん細胞に反応するセンサーは持っていません。

先ほどのCAR-T療法は、本来がん治療に不向きなT細胞に遺伝子操作を加えたもの。また、一時期、夢の新薬のように騒がれた免疫チェックポイント阻害薬も、主にT細胞への抑制信号をブロックする薬剤です。体内のT細胞全体が活性化され、一部のがん細胞を攻撃することもありますが、多くの正常細胞も攻撃され、重い自己免疫疾患を発症するリスクがあります。

現在、国内で1000カ所近くの医療機関が自由診療で免疫細胞療法を提供しています。T細胞系の名称や「NK細胞療法」「○○ NK細胞療法」のほか中身のよくわからない名称等で呼ばれていますが、ブランド名が違うだけで大多数が一般法です。がん患者さんの血液を20mℓ採血し（多くて50mℓまで)、約2週間、血液バッグの中で静置し培養します。月に1、2回、体内に点滴で戻し、点滴後ほとんど何の反応もありません。

あるいは、樹状細胞やNK-T細胞、γ《ガンマ》／δ《デルタ》T《ティー》細胞を培養することもありますが、免疫抑制が強い患者さんの体内に戻しても、やはり何の反応もありません。

NK細胞は増殖が非常に遅いのです。これを大量に戦力化するには、まずたくさんのNK細胞を集める必要があります。そこで、ANK療法では、患者さんの血液を少しずつ専用装置に流し、ほとんどの血液成分は体内に戻しながら、血液中のリンパ球を分離採取します。延べ5～8ℓ（通常7ℓ＝7000mℓ）の血液からリンパ球を集めると、その中にNK細胞がたくさん含まれています。

この際、「血液は減りません」のでご安心ください。血液中のリンパ球を根こそぎ2回ほど採取しますが、リンパ球は血液の外に100倍以上います。「減ったうちに入らない」ので問題ありません。

採取時点からスケールがケタ違いのANK療法ですが、さらに、非常に特殊な培養技術でNK細胞だけを増殖させます。類似する培養技術は世界中を見渡しても見当たりません。培養期間は原則3週間ですが、状況によって2～4週間の幅があります。これを一度に投与すると、強力過ぎて危険です。巨大な腫瘍が壊死を起こし崩れる可能性があり、腫瘍内から飛び出す物質で命を落とす危険があります。

そこでANK療法は、1クールという単位を12回に分割し、週に2回のペースで体内に戻し、有効性と安全性の両立を実現しました。それでも点滴のたびに、高熱やさまざまな免疫副反応が見られます。ANK細胞（Amplified NK、すなわち増強されたNK細胞）が体内で大量の免疫刺激物質を放出し、免疫抑制を弱めて、体内に眠る仲間の免疫細胞に動員を促すからです。

がん治療の限界を突破する鍵はNK細胞が握っています。ところが、がん専門医でも、その実用的な培養ができる人がほとんどいません。そのため、どうしても培養が容易な他の免疫細胞の情報が多くなります。本書が、混乱する情報の整理と、実際にどう動けばいいのかを知る一助となり、生きる道を見つけていただければと心より願っております。

CONTENTS

装丁　ヤマシタツトム
装画・本文イラスト　杉山真理
本文デザイン　福原明子、吉岡宏之

免疫治療を科学的・論理的に考えると

がん免疫とは何でしょうか？

私たちの体の中には、ナチュラルキラー細胞（NK 細胞）と呼ばれている免疫細胞がいます。日本語に置き換えれば「生まれながらの殺し屋」といったニュアンスです。

そうした異名をもつこの細胞は、活性（細胞としての活動力）が高ければ、出会ったその場で、がん細胞を瞬殺します。ひとつがん細胞をやっつけると、また次のがん細胞をやっつけにかかります。

NK 細胞は、体内のいたるところにいて、全身におおよそ 1000 億個ほど存在します。一方、1cm 大の腫瘍にいるがん細胞はおおむね 10 億個ほど。体内にいる NK 細胞軍団の手にかかれば、あっという間に殲滅できるはずです。

その戦力は他を寄せつけず、がんに対する免疫（腫瘍免疫）を語るとき、その他の免疫細胞は忘れてもいいほどです。がん退治といえば、NK 細胞の仕事なのです。なお、本書では腫瘍免疫を「がん免疫」という言い方で表現しています。

がん免疫の担い手 NK 細胞は、日々体内に生まれるがん細胞をやっつけて、私たちががんという病気になるのを防いでいます。

それでも人は、がんという病気にかかります。なぜでしょうか。

がんは免疫の病気です。

がん細胞は、目の上のこぶである NK 細胞を眠らせようと、非常に複雑な免疫制御システムに、「戦争は終わりましたよ」というような意味のニセ信号などを送りこみます。その結果、だまされた正常細胞たちが「噂話」を広げ、免疫システム自ら、「武器をしまえ」と自分たちに強い免疫抑制をかけてしまいます。

こうしてNK細胞の攻撃を逃れながら増殖するがん細胞は、ますます強い免疫抑制を発動させ、さらに勢いを増していきます。
がんという病気は免疫病。もっといえば「NK活性低下病」なのです。

免疫病には免疫治療を。

そう考えるのが当然ですね。
まだ飛び散っていないがんの塊を手術で取り除けば、おおむね大丈夫です。ところが、画像に何も映らなくても、もし、がん細胞が少しでも飛び散っていると、抗がん剤治療だけでは、生き残ったがん細胞が数を増やし、結局、再発や転移に至り、なかなか助からないのが現実です。
やはり、体内のすみずみまでがん細胞を追い詰め、全滅に追い込む可能性を持つおそらく唯一の存在、「NK細胞」を戦力化する以外、決定打にはならないようです。
野生型、つまり人間の体から採り出したままのNK細胞を適切に培養して活性化すると、今のところ、殺せないがん細胞は見つかっていません。平たくいえば、「どんながん細胞でも殺せる」ということです。
ところが、このNK細胞、なかなか目覚めてくれません。がんを目の前に半ばまどろんでいるNK細胞を叩き起こすには、がんより危険な刺激が必要なことがわかっています。激甚な急性感染症など、致死レベルの刺激で仰天させないと、NK細胞は覚醒してくれません。
でも、それでは、がんより怖い病気で命が危なくなります。

がんより危険な刺激なら劇的な効果がある。
安全なものは効果がない。

これでは実用性はありません。
だったら、体の外でNK細胞を目覚めさせよう。そう考える研究者が現われました。
米国政府は、日本には真似できないような巨額予算を投じて、大がかりな実験（臨床試験）を行いました。患者さんの血液を透析のような装置を使って体外循環させ、3日間もかけ、延べ50ℓとか、そういうレベルの量の血液から免疫細胞を分離しました。そして、その中に含まれる数十億個のNK細胞に強烈に刺激を加えて体内に戻すことで、再びがんを叩かせようとしたのです。有名なLAK療法です。

その結果、臨床試験の対象となった進行がんの患者さん数百人全員に何らかの効果が見られました。免疫細胞療法には、れっきとした有効性の証明、エビデンスがあるのです。

LAK療法の成果を見た多くの研究者が、同じ方法を試みようとしました。ところが、とても予算が足りません。そのため日本では、どうしようもないほどスケールダウンした免疫細胞療法が普及し、今日でも各地で行われています。

さまざまな免疫療法があるように思われるかもしれませんが、内容はおおむね、どこも同じものです。20～50mℓほど採血し、2週間培養の後、点滴してもほとんど免疫反応がない、これがほぼ共通のパターンです。「安全だけど、効果はどうか？」と言われています。

エビデンスに基づく免疫治療とは…

この本で紹介するANK自己リンパ球免疫療法（ANK療法）は、国内で実施されている他の免疫細胞療法とは完全に一線を画するものです。5～8ℓというケタ違いの量の血液を体外循環させ、大量の免疫細胞を集めて培養し、点滴後の免疫反応もまるで異なります。

この治療で進行がんを克服したがん患者が作った会社、それが、ANK療法の普及を図るリンパ球バンクという会社です。

最近、免疫チェックポイント阻害薬が注目され、「夢の新薬」と呼ぶ人もいましたが、それほどの切れ味はありません。また、強引に免疫抑制を解除しようとすると、今度は、重篤な自己免疫疾患を起こしてしまいます。

これらの限界は、T細胞を漠然と目覚めさせることに、すべてが起因しています。T細胞はがん細胞を狙い撃つのではなく、標的さえあれば正常細胞も攻撃してしまうからです。一方、本命のNK細胞の制御システムはさらに複雑で、一筋縄ではいきません。

結局、薬を体内に投与するだけでは、複雑で強力な免疫抑制システムのごく一部を触っているに過ぎず、眠れる免疫システムの本格稼働には至りません。

やはり、体の外というシンプルな環境で、確実にNK細胞軍団を育成するのが、現状、最も理にかなっている手法です。

第1章

免疫病には免疫治療を
――がん治療の要「免疫細胞療法」とは

1 免疫細胞療法って、簡単に言うとナニ？

免疫細胞療法とは、患者さん本人の「免疫細胞」を体の外に採り出し、「培養」してから、体に戻す「がん治療」です。

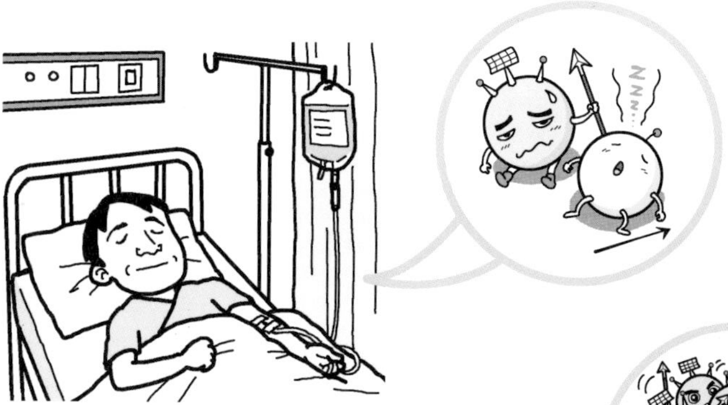

がんに「眠らされている」体内の免疫細胞

患者さんの体内にいる免疫細胞は、がん特有の「免疫抑制」によって活性が低下しています。

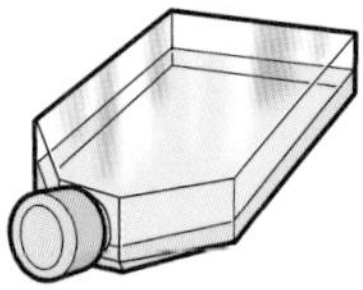

その免疫細胞を体外に採り出して培養し、活性化。がん免疫の主役 NK 細胞を選択的に増殖させます。

体外で培養され活性の高まった NK 細胞集団

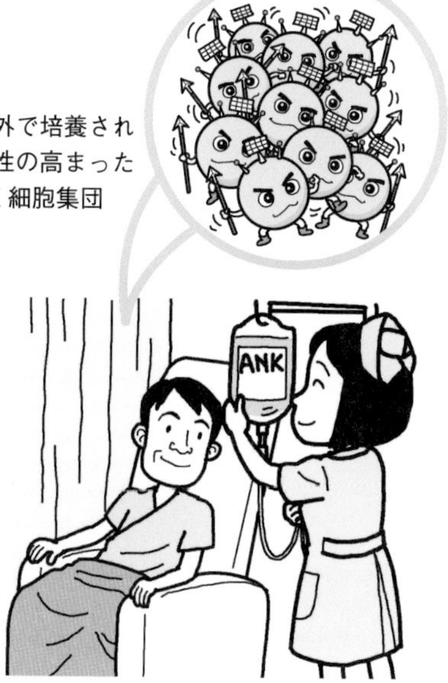

点滴で体内に戻し、免疫力を高めていきます。

キャラクター紹介 —— がんを攻撃する細胞は２つ

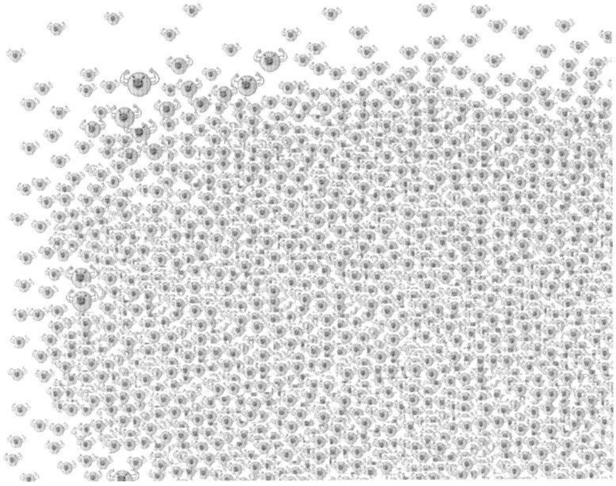

主役！

NK 細胞（ナチュラルキラー細胞）

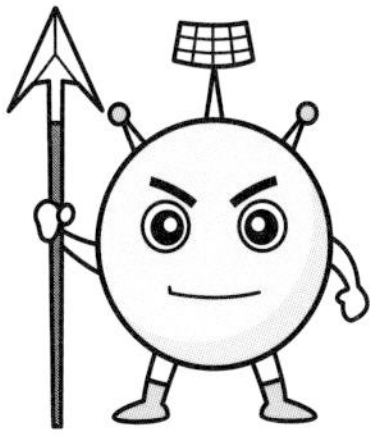

全身に１兆個以上もいる免疫細胞の中で、がん細胞を狙い撃ちできるのは NK 細胞（ナチュラルキラー細胞）と呼ばれる仲間です。その数はおよそ 1000 億個ほど。攻撃能力も他を寄せつけません。これが、免疫によるがん攻撃の主力です。

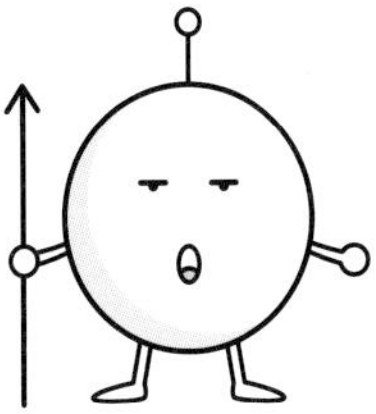

わき役

CTL（T 細胞の一部）

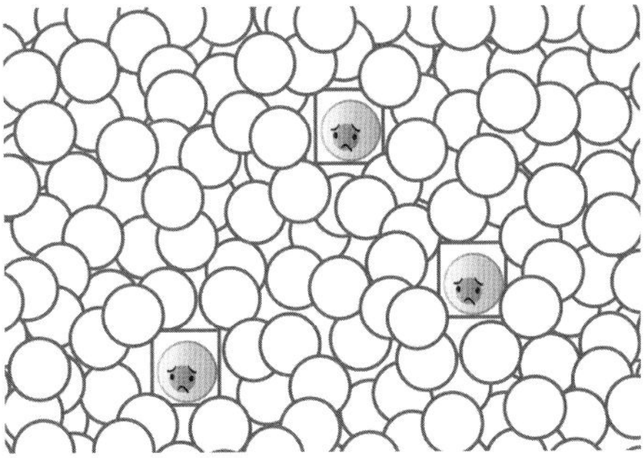

がんを攻撃する CTL は、膨大な T 細胞のごく一部

ほかの免疫細胞は、NK 細胞と役割が異なります。がん細胞を攻撃するものはごくわずかで、攻撃力も弱いのです。漠然と白血球やリンパ球、あるいはその中の T 細胞などを増やしても、がん治療では意味はありません。何よりも、NK 細胞を増強することが重要なのです。

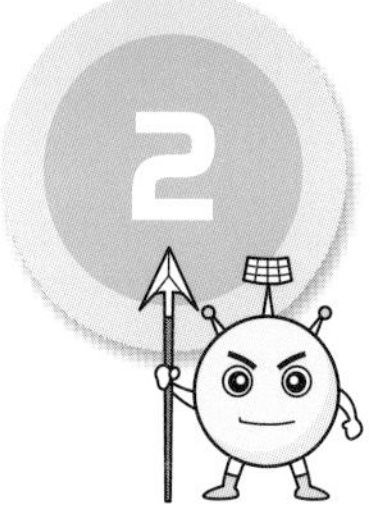

NK細胞のがん攻撃能力は圧倒的

がん免疫の主役は活性が高ければどんながん細胞でも殺すNK細胞、脇役は特定のがん細胞だけを殺すCTLです。まず、膨大なCTL集団から、標的がん細胞と型が合うものだけを選択的に大量増殖させておき、NK細胞と攻撃力を比較します（リンパ球バンク内で比較）。

MHCクラスIを
発現する標的乳がん細胞

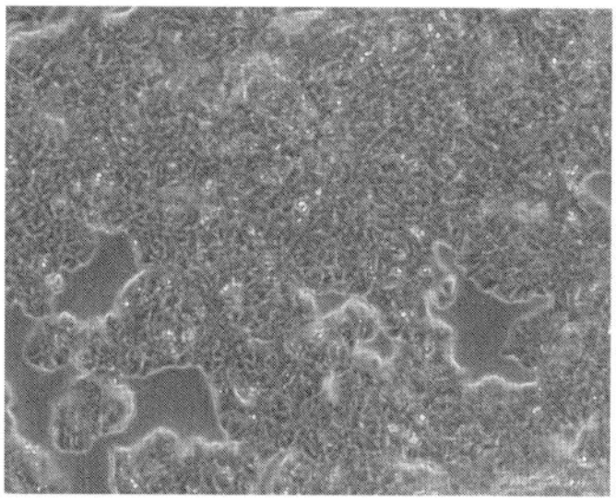

NK細胞を投入

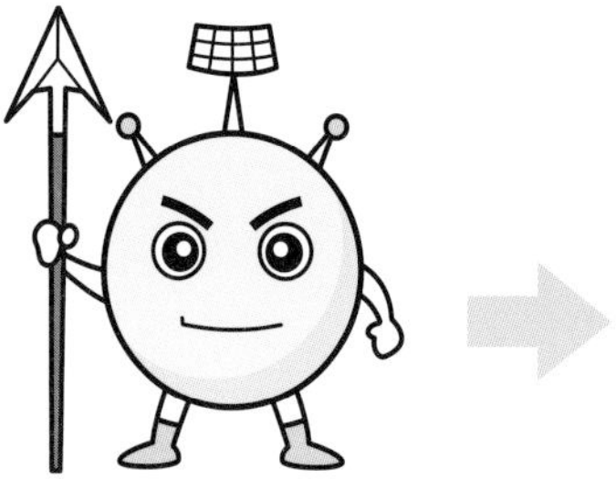

野生型の活性の高いNK細胞は、MHCクラスIの発現の有無を問わず、がん細胞であれば攻撃します。

CTLを投入

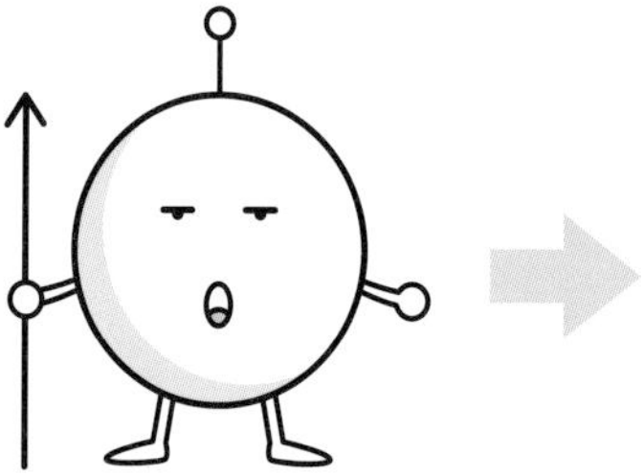

CTLは、MHCクラスIを持つがん細胞で、かつ、自分のセンサーと型が合うものだけを攻撃します。型が合うCTLだけをあらかじめ大量増殖させておきます。

体内にいるのは実験用ではなく「野生型」の免疫細胞

多くの細胞には MHC クラス I という表面物質があり、「NK 細胞は、これを失った細胞だけを異常と認識し、攻撃する」と広く誤解されています。実は、それは研究用など特殊な条件で培養された NK 細胞に見られる特徴で、体内の NK 細胞には当てはまりません。人体から採り出した野生型の NK 細胞集団を適切に培養すれば、下の写真のとおり、MHC クラス I を持つがん細胞でも殺傷します。一方、CTL は MHC クラス I を持たないがん細胞を攻撃しません。

24 時間後

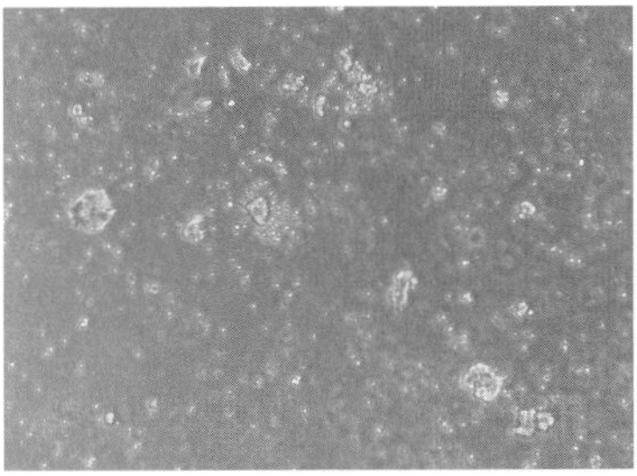

どんどんがん細胞を消滅させていきます

48 時間後

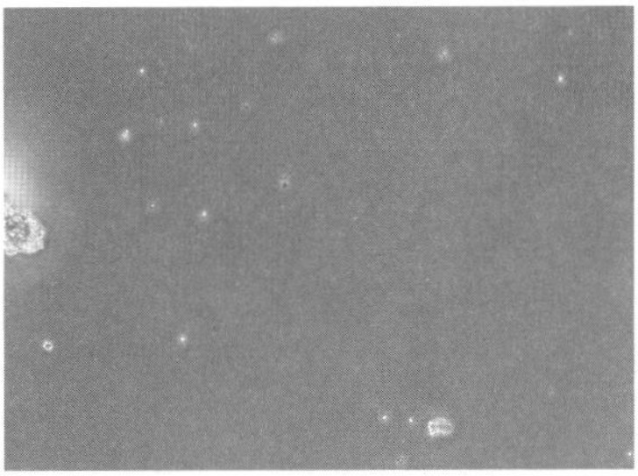

がん細胞は、残骸以外ほとんど残っていません

24 時間後

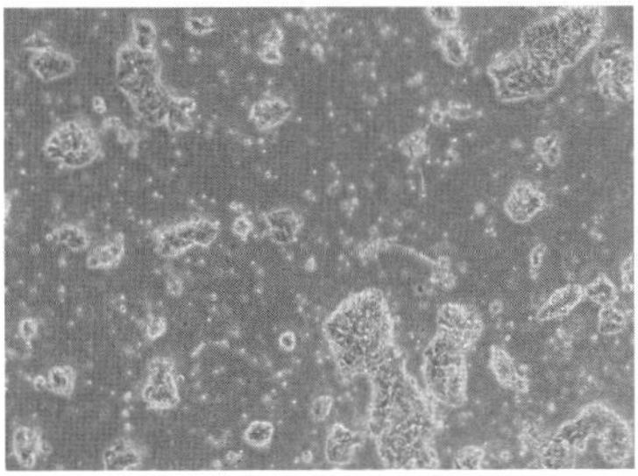

ゆっくりとがん細胞を攻撃しています

48 時間後

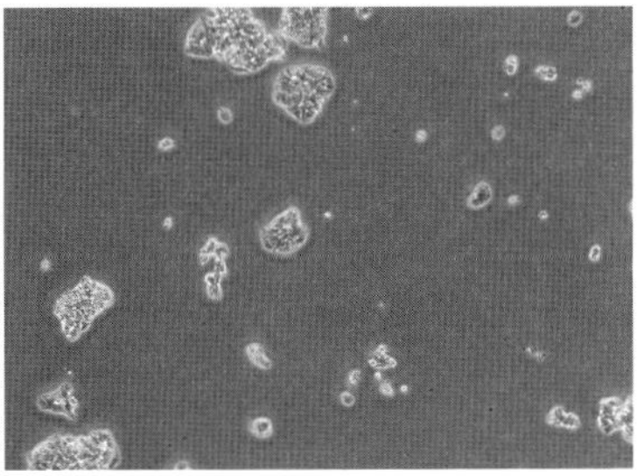

まだだいぶがん細胞が残っています

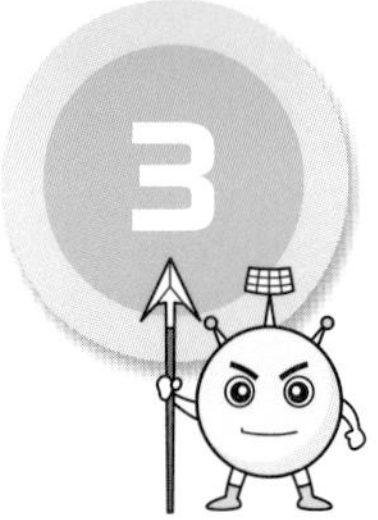

標準治療で、がんは治らないのか？

標準治療でおおむね治るがん

1カ所にすべてのがん細胞がまとまっている段階で、全部取り除くことができれば、がんは標準治療だけでも事実上完治します。

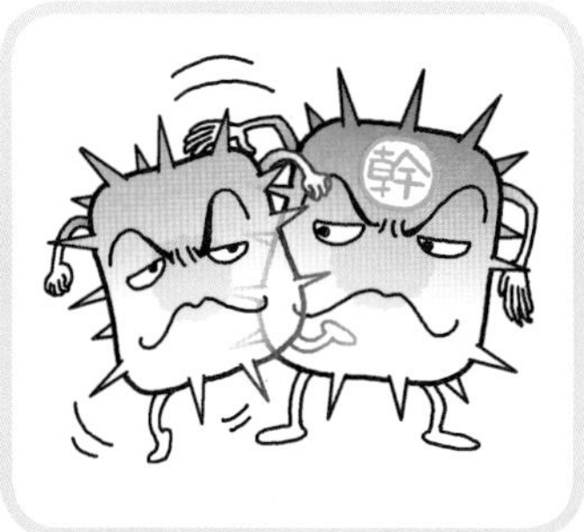

がん細胞が増殖して腫瘍を形成しても…

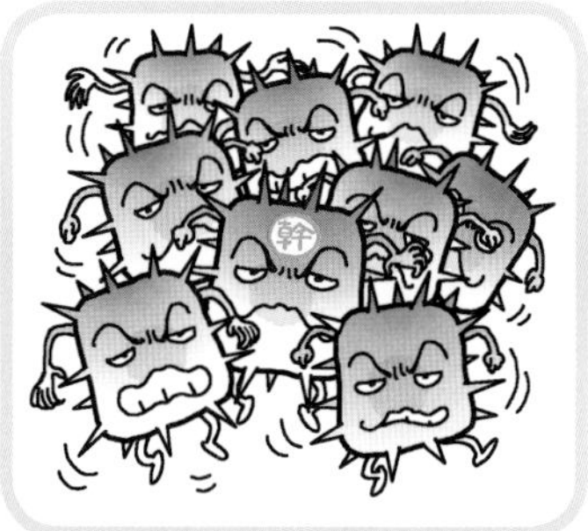

1カ所に固まっているうちなら…

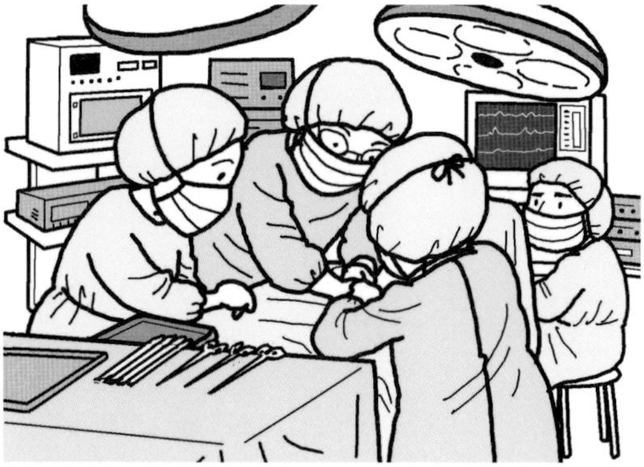

この段階で手術で取りきってしまえれば、ほぼ大丈夫。

ところが…

標準治療だけでは「延命」しかできないがんがあります

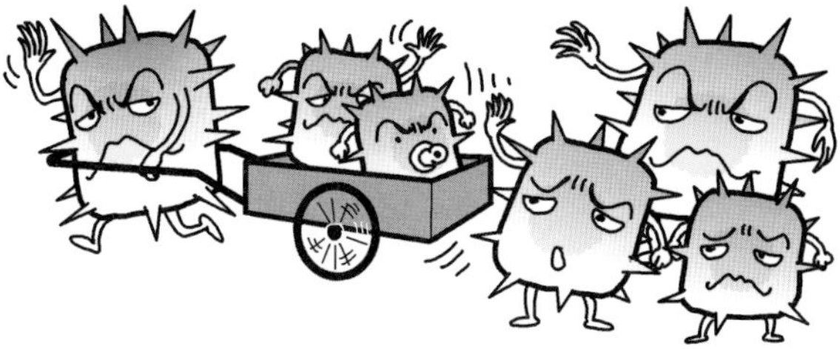

がん細胞の中には、腫瘍の塊を
離れて、ほうぼうに散っていく
ものもあります。

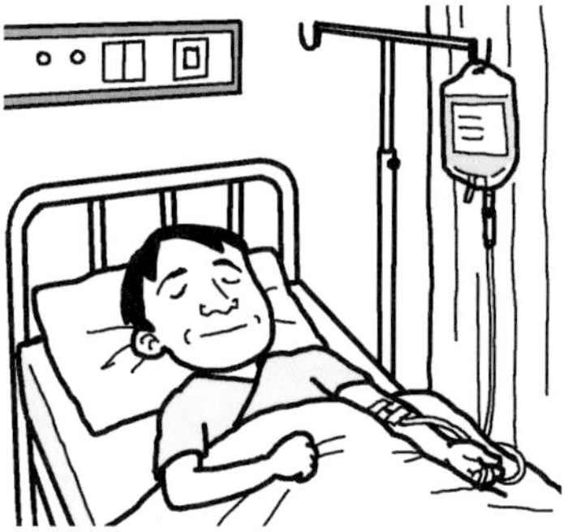

周辺や遠隔部位へ飛び散ったがん
細胞は、手術では取れません。
そして、放射線、抗がん剤でも
根絶することは難しいのです。

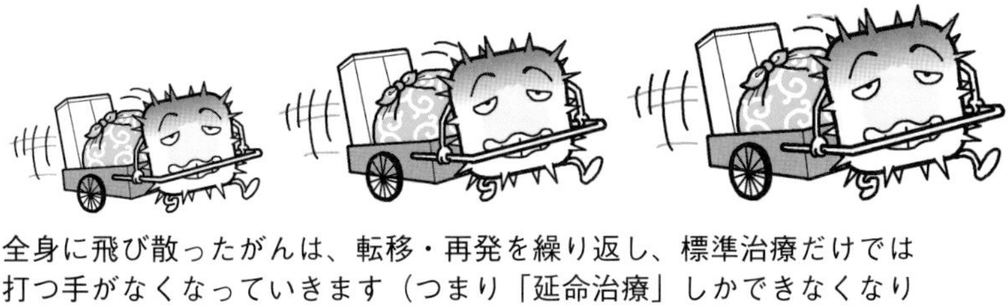

全身に飛び散ったがんは、転移・再発を繰り返し、標準治療だけでは打つ手がなくなっていきます（つまり「延命治療」しかできなくなります）。

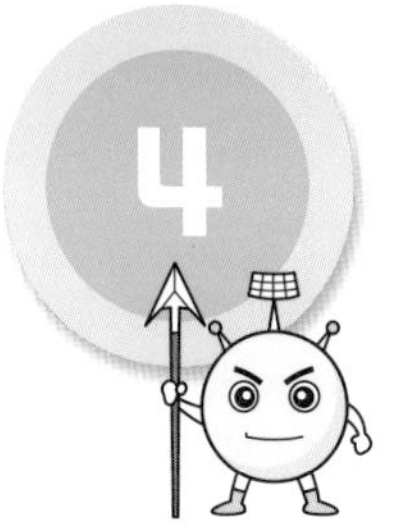

まず、すべての治療を局所療法と全身療法に分けて考える

がん細胞が１カ所にまとまっている局所病なのか、ほうぼうに飛び散っている全身病なのかで、治療も予後もまるで変わります。

あらゆるがん治療を、まず局所療法と全身療法に分けて考えましょう。

がん治療のタイプと役割

種　類	標準治療（保険診療）	先端治療（自由診療が多い）
局所療法	手術・放射線など	重粒子線・陽子線、その他の特殊な放射線
全身療法	殺細胞剤（いわゆる抗がん剤）、ホルモン療法剤、分子標的薬（保険適応範囲が狭い）	免疫細胞療法（ＡＮＫ療法）、保険適応外の分子標的薬など

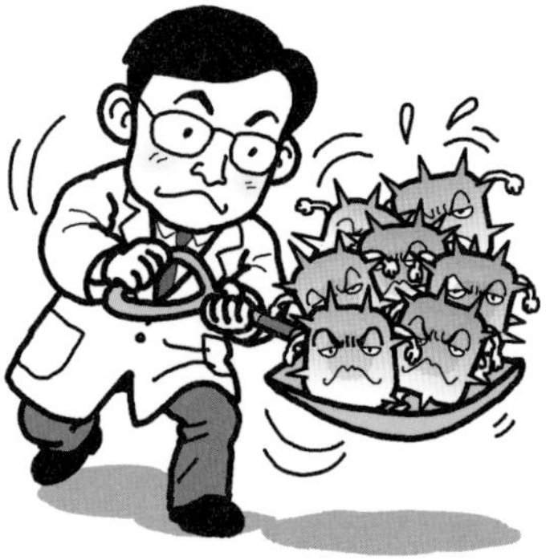

局所療法　１カ所にまとまっているがんの塊を除去する（または放射線などで叩く）

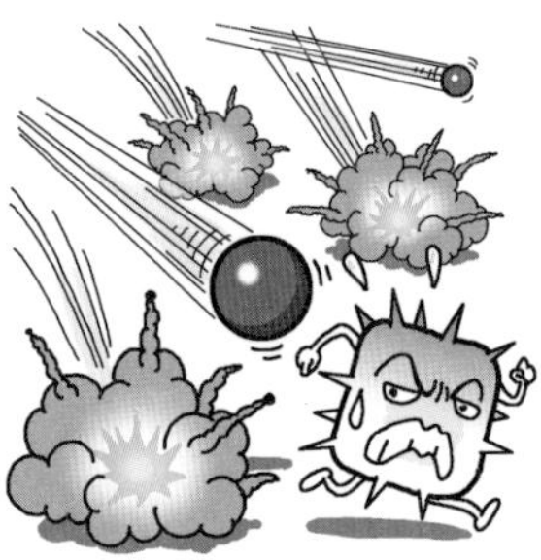

全身療法　全身に散らばったがん細胞や微小な転移巣を攻撃する（薬はがん細胞を狙い撃ちできない）

全身病には全身療法が必要

局所療法と全身療法は役割が違います。

局所療法の対象は1カ所にまとまっているがん（手術で取れれば、標準《ひょうじゅん》治《ち》療《りょう》だけでもおおむね予後はよい）

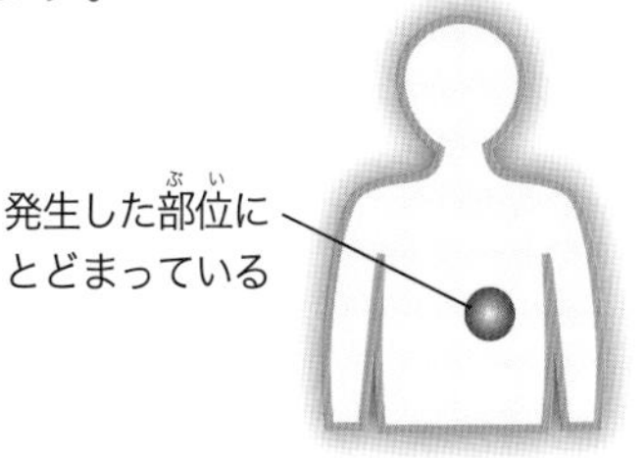

がんが散っていると手術後に全身《ぜんしん》療法《りょうほう》が必要（標準治療だけでは予後が非常に悪い）

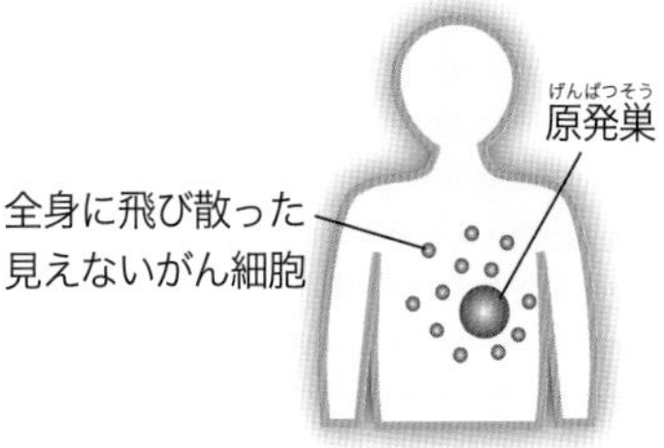

明らかな転移がある場合は、一般に手術不能で、全身療法のみ（標準治療だけでは予後が非常に悪い）

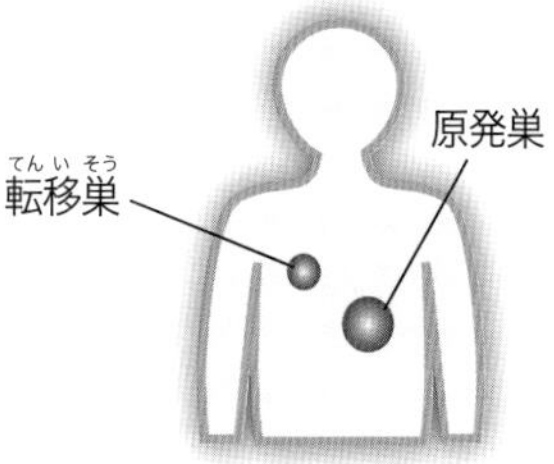

全身に散ったがんを局所療法で叩くと、治療による傷を修復するために細胞を増殖させる信号が大量に出て、がんを爆発的に増殖させてしまいます。

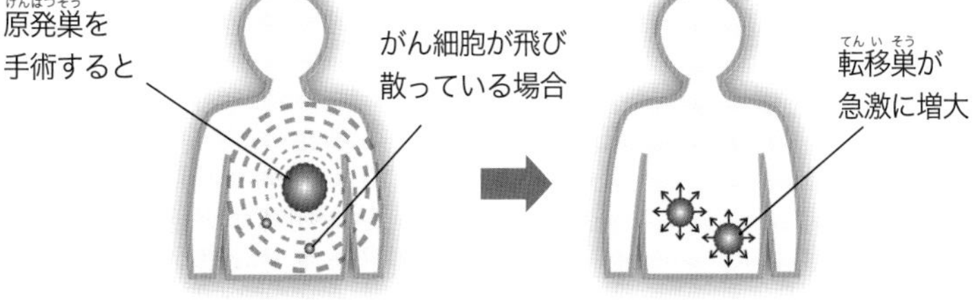

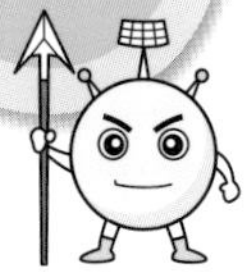

5 標準治療の全身療法「抗がん剤」～できること、できないこと～

薬の作用メカニズム

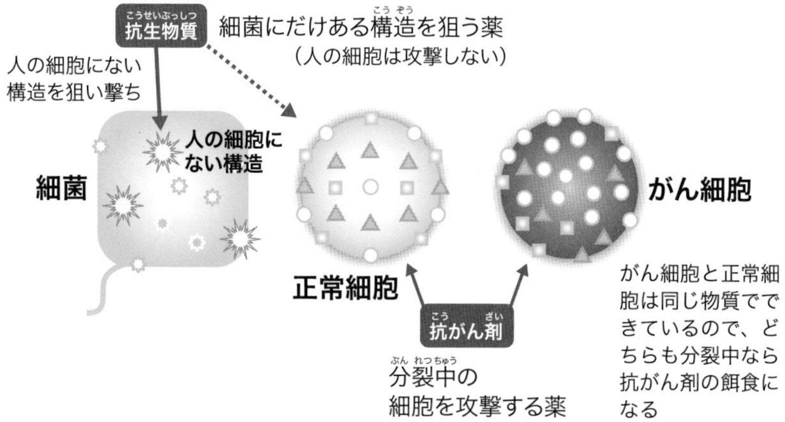

細菌と異なり、がん細胞は薬では狙い撃ちできない

細菌を殺す抗生物質・抗菌剤など

外敵である細菌には、人間の細胞には存在しない明確な標的物質（特異物質）があります。これを手がかりに細菌を攻撃し、人の細胞にダメージを与えない薬が、抗生物質や抗菌剤として実用化されています。

抗がん剤

がん細胞は、患者さん本人の細胞であり、細菌のような外敵ではありません。そのため、正常細胞にまったく存在しないがん細胞に特異的な物質、構造というものは存在しません。がん細胞だけを狙い撃ちできる薬は開発できませんし、実際に、ひとつも存在しません。

殺細胞剤は、がん細胞を一度に大きく減らせる。だが限界も

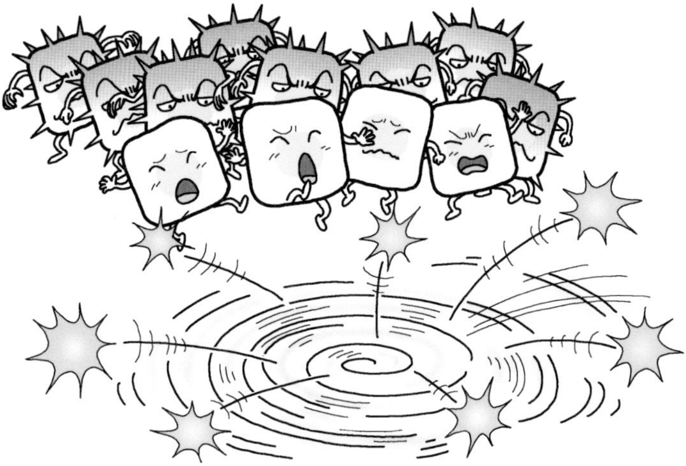

従来の抗がん剤は、がん細胞も正常細胞も、分裂中なら無差別に攻撃する。
正常細胞のうち分裂の速いタイプは、がん細胞よりも先にダメージを受けてしまう。

全身療法である抗がん剤治療は、がん細胞を減らしたり、増殖にブレーキをかけて急激な成長をくい止めたりするのに有効です。

抗がん剤のうち、日本では、殺細胞剤が中心的に使われています。ほかのあらゆる薬と同じで、この薬もがん細胞だけを狙い撃ちすることはできません。がん細胞か正常細胞かを問わず、増殖中の細胞を無差別に攻撃するのです（その作用から「増殖毒」「細胞毒」とも呼ばれます）。

殺細胞剤は増殖毒ですから、がんの増殖の勢いが激しいほど、薬の威力は大きくなります。

ところが、増殖中でなかったがん細胞が必ず治療を生き延びます。

また、残念ながら、がん細胞よりも増殖速度が速い正常細胞はたくさんあり、そのためにがん細胞より先にダメージを受けてしまいます。また、免疫細胞も増殖が速いため、がん細胞以上にダメージを受けます。

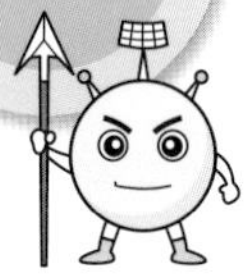

6 抗がん剤では、通常、がんは全滅しない

がん幹細胞

がんの「種」にあたるがん幹細胞は、増殖が極めて遅く、放射線や抗がん剤ではなかなか死にません。飛び散ったがん幹細胞は新たな巣を張り、再発や転移を繰り返します（放射線も増殖毒として作用します）。

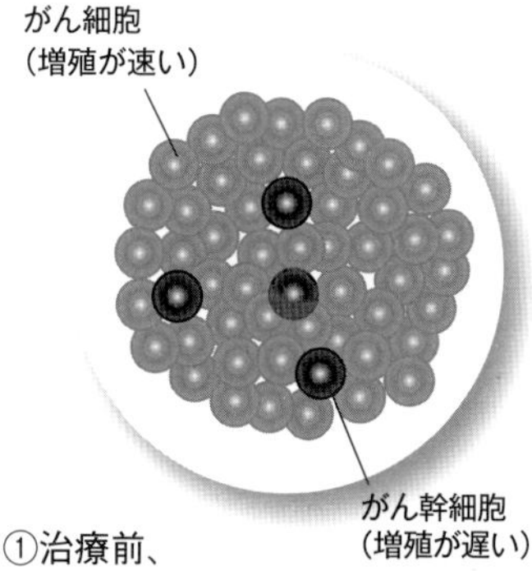

①治療前、
腫瘍の一部に「がん幹細胞」がいる。

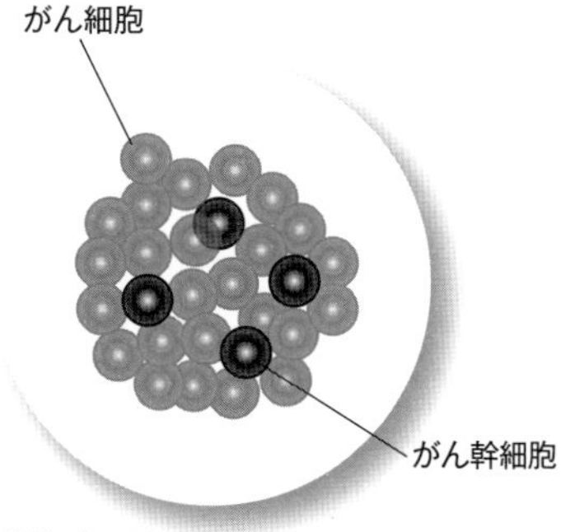

②治療開始直後、
がん細胞は減るが「がん幹細胞」は
ほとんど減らない。

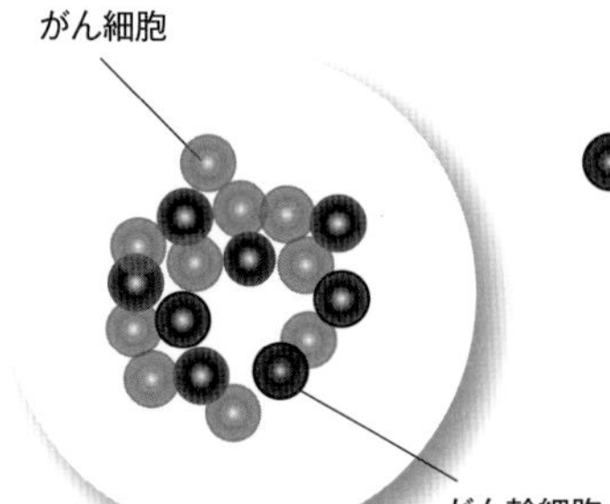

③がん細胞はさらに減るが、「がん幹細胞」は生き残る。

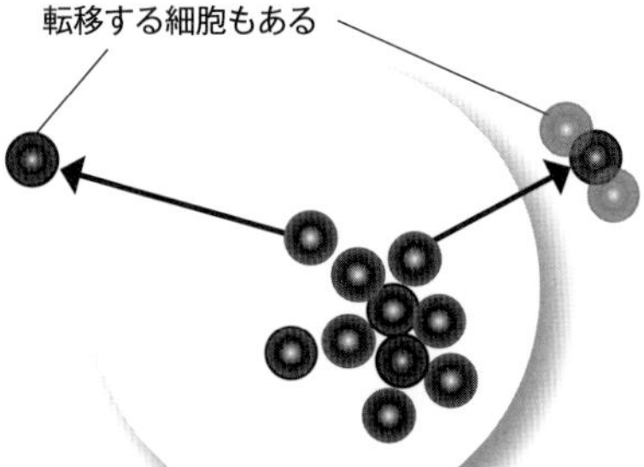

④がん幹細胞の一部が飛び散っていく

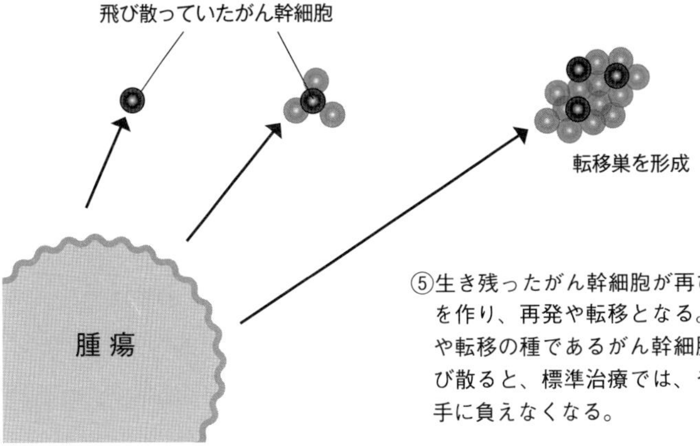

⑤生き残ったがん幹細胞が再び腫瘍を作り、再発や転移となる。再発や転移の種であるがん幹細胞が飛び散ると、標準治療では、やがて手に負えなくなる。

薬剤耐性

抗がん剤は、一般に、最初はよく効きます。しかし、がん幹細胞が生き残るほかにも、やがて薬が効かないがん細胞が増えてきます。このように、薬が効かなくなることを、「がんが薬剤耐性を得る」とか、「薬剤耐性の出現」といいます。

一方、抗がん剤は、がんの目の上のコブである免疫細胞もどんどん巻き添えにしてしまいます。免疫が打撃を受けた体内で、抗がん剤治療を生き残ったがん細胞は、やがて爆発的に増殖を始め、手がつけられなくなります。

薬剤耐性カーブ

1. 薬が効いている間は、がん細胞の減少が期待できます。
2. 薬剤耐性ができてくると、がん細胞が減らなくなります。
3. 最終的に、がん細胞は爆発的な増殖に転じます。

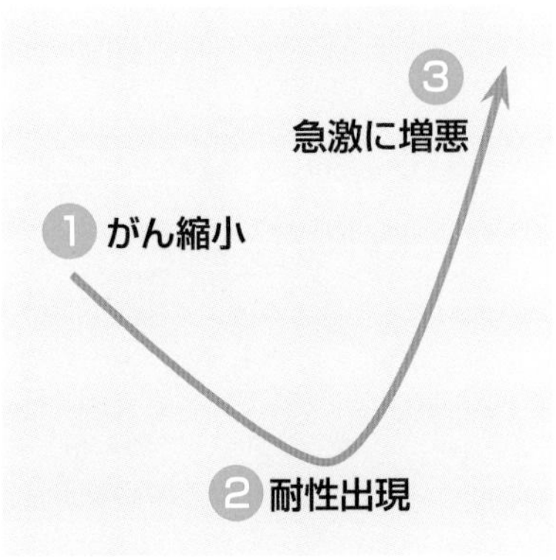

7 がんは免疫病

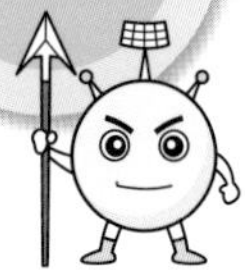

さまざまな現象から、免疫はがんを抑え、がんは免疫を抑制しながら暴れることは、昔からわかっていました。

●非常に激しい免疫刺激をかければ、がんが消滅する
●逆に、強い免疫抑制剤を大量投与すると、がんが爆発的に進行する

免疫抑制

私たちにとってはがんがコブですが、がんにとっては、体内の免疫システムが目の上のコブです。

そこで、がんは免疫を眠らせて増殖しようとします。

ここでいう「免疫」とは、NK 細胞を中心とするがん免疫（腫瘍免疫）のことで、感染症と戦う免疫とは別のものです。実際に、進行がんの患者さんであっても、T 細胞などを中心とする感染症免疫は正常に機能していることが珍しくありません。特にカゼもひかないし、何も自覚症状はないのに、検査を受けたら、がんが相当進行していた。そういうこともよくあります。自分のがん免疫の活動レベルが高いのか低いのかを自覚することは難しいようです。

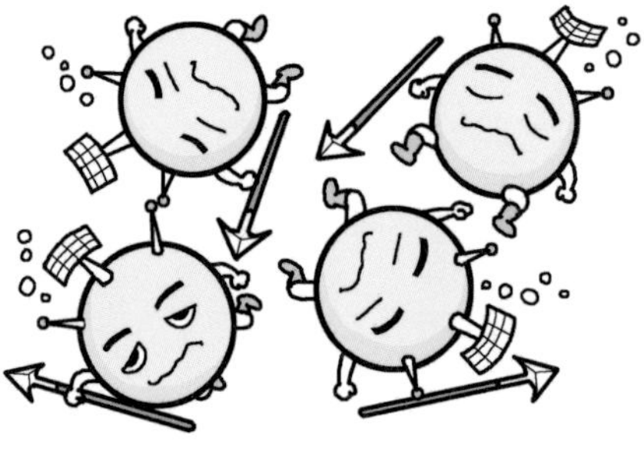

免疫抑制のかかった体内ではがん免疫（NK 細胞）が十分に働いていません。

少しでも優位に立ったほうが他方を圧倒する

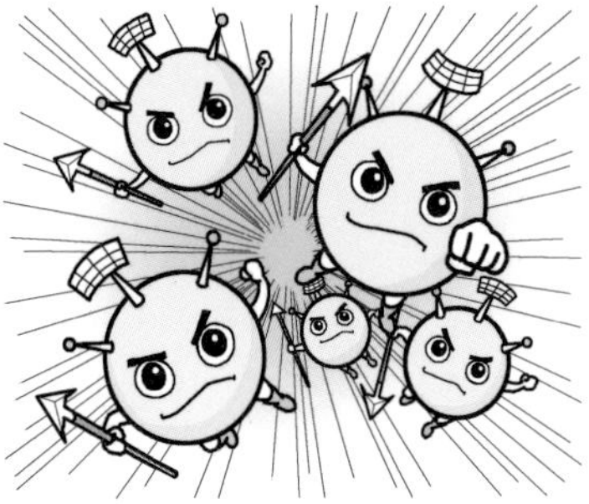

健康な状態

健康な人の体内では、免疫（NK 細胞）の勢いが、がんの勢いよりも優勢です。日常発生しているがん細胞を芽のうちに摘んでしまい、腫瘍（がん組織）の形成を許しません。

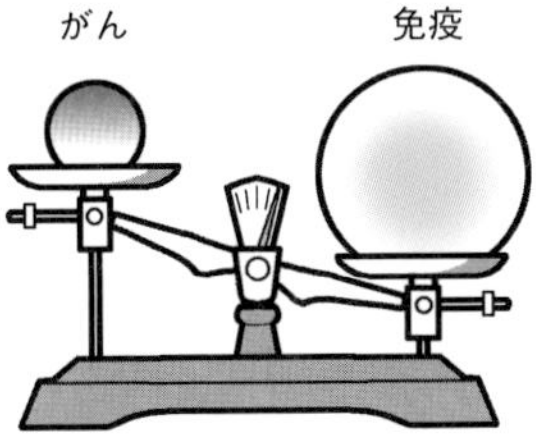

健康なとき、
NK 細胞は体内を
パトロールし…

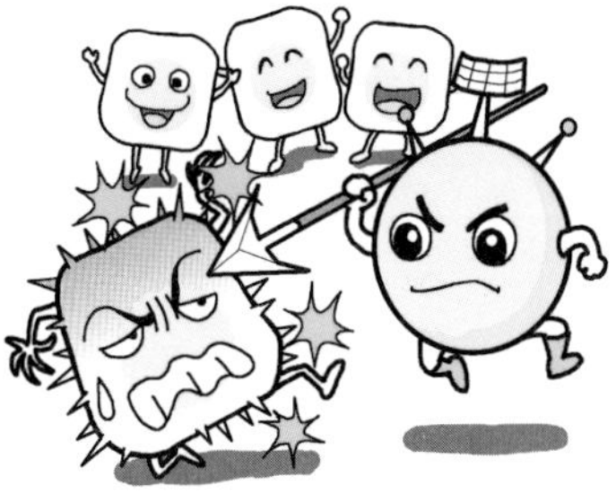

がん細胞を見つけしだい
排除しています
（免疫監視機構）

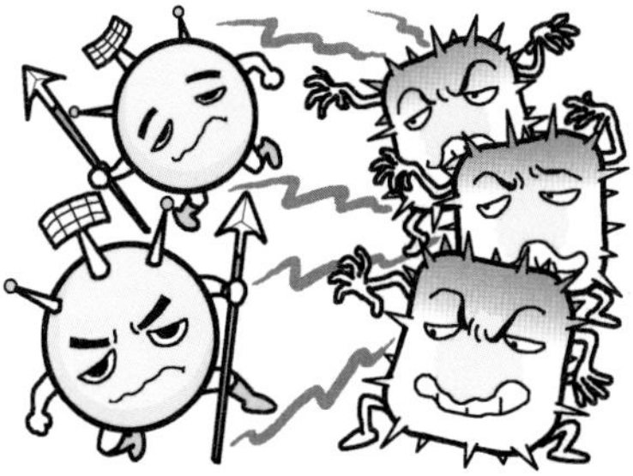

がんの発症

なんらかの原因で、がんの勢いが強くなるか、免疫の抑止力が弱まると、がんは増殖を始めます。

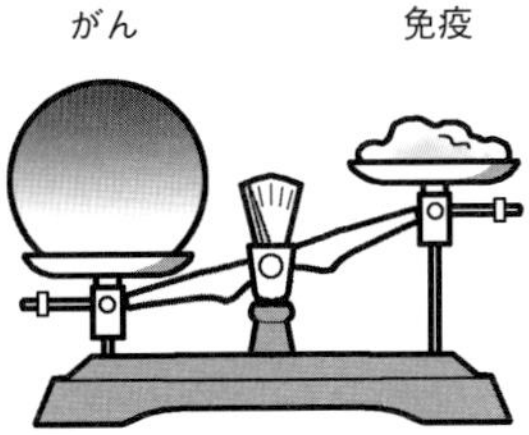

がんが勢いを増すほど
さらに強く免疫を抑制
し、ますますがんは
勢いを強めます。

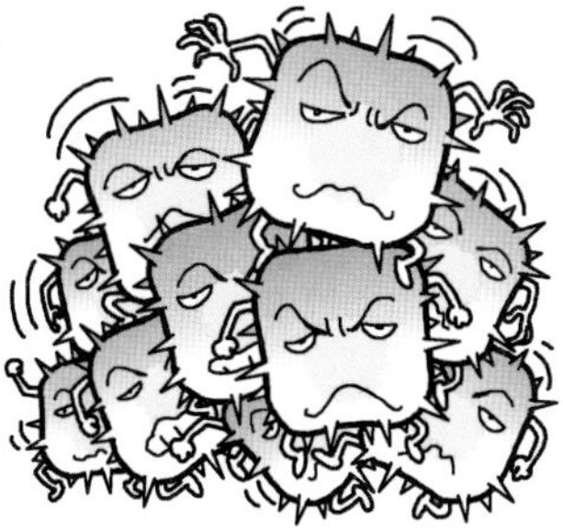

目の上のコブがいなくなり、
がん細胞は我が物顔に増殖を
始めます。
これががんという病気です。

免疫抑止力がなくなると、がんはとんでもないスピードで進行する

免疫抑制下でも、NK細胞はがんの進行に抵抗している

進行がんの場合、増殖スピードが速い固形がんだと、10日に1回のペースで細胞分裂をします。つまり10日で2倍に数が増えてしまいます。これはものすごいペースです。

もし、がん細胞がこんなスピードでフリーに増殖すると、3カ月で1000倍、半年で100万倍に増殖します。初め体内に1cmの腫瘍があったとすると、それが3カ月で10cmの大きさになり、半年でなんと1立方m、重さ1トンを超える計算になります。それでは本人よりも大きな塊になってしまいます。

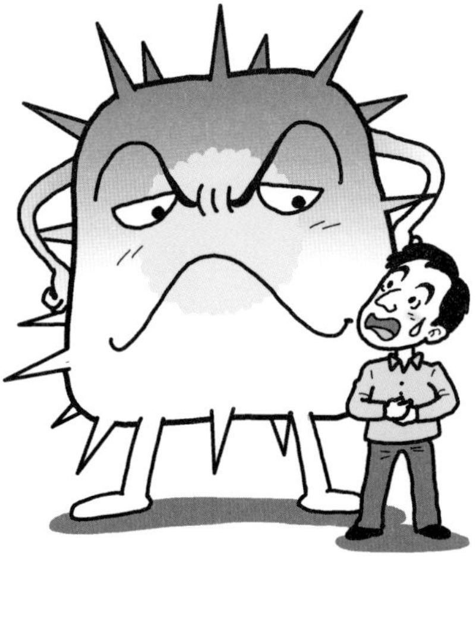

がんを、好き勝手に増えるに任せたら…
半年で患者さん自身より巨大な1トンもの細胞の塊が出現する計算になります。

現実にはこんなことは起こりませんが、その理由のひとつとして、どんなに進行しているがんが体内にあっても、NK 細胞の活性（活動力）はゼロにはなっていないということがあります。パワーが落ちているとはいえ、NK 細胞ががん細胞を傷害し続けているのです。

もしも NK 細胞がまったく働かなくなったら

もしも本当に NK 細胞が働かなくなると、左頁で述べたような「あり得ない猛スピード」でがん細胞が増殖する可能性もあるわけです。

実際、進行がんは１日で容態が急変することがありますが、その際、がんの増殖スピードが猛烈に速まっている可能性があります。

同じ部位のがんで同じ治療を受けた患者さんでも、長期間、生存される方もいらっしゃれば、残念ながらすぐにお亡くなりになる方もいらっしゃいます。何が違うのかが調べられ、「NK 細胞の活性が高く、細胞数も多い患者さんほど予後がよい傾向がある」ことが知られています。

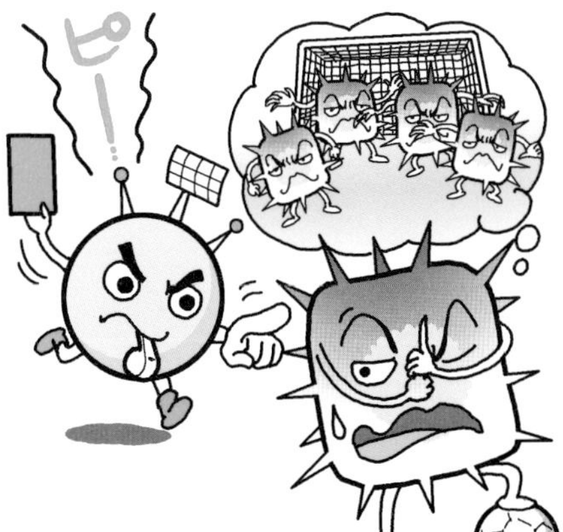

たとえがんになっても、NK 細胞は働いていないわけではありません。活性が低下しているといっても、がんを好き放題にさせているわけではないのです。

9 猛烈な刺激を受けると免疫が覚醒し、がんが消えることがある

抑制されたがん免疫が目覚める条件とは

大腸がんの患者さんのがんが暴れ、腸に穴が開いて細菌類が飛び出すと大変なことになります。激しい急性感染症が起こり、これで命を落とされる方もいらっしゃいます。

ところが、なんとか生き延びた患者さんの中には、がんが消失して再発しない、事実上の治癒と言える状態になる方もいらっしゃいます。

がんを目の前にしても活動が低下している免疫も、がんより危険な刺激を前にすると、一気に目覚めることがあるのです。そのひとつが激甚な急性症状を伴う感染症です。

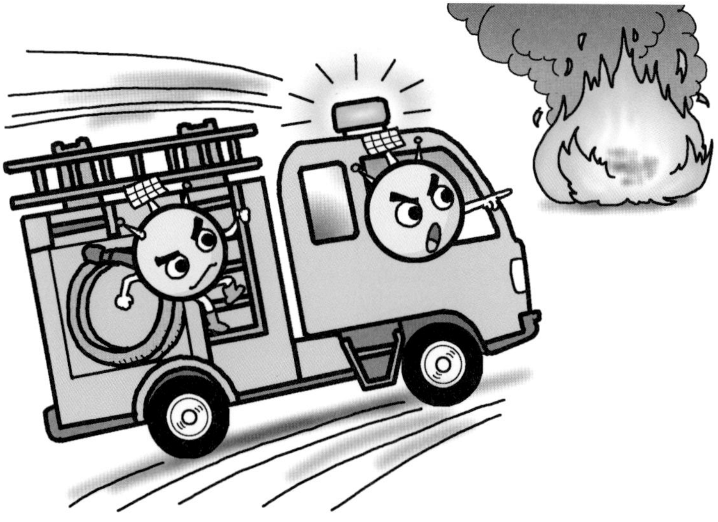

すぐにも命を奪いかねない「がんより怖い一大事」には、
眠った免疫もがぜん目覚める

ただし、結核のような慢性の感染症ではだめです。即刻命にかかわるような、激甚な刺激でなければ免疫は目覚めてくれません。

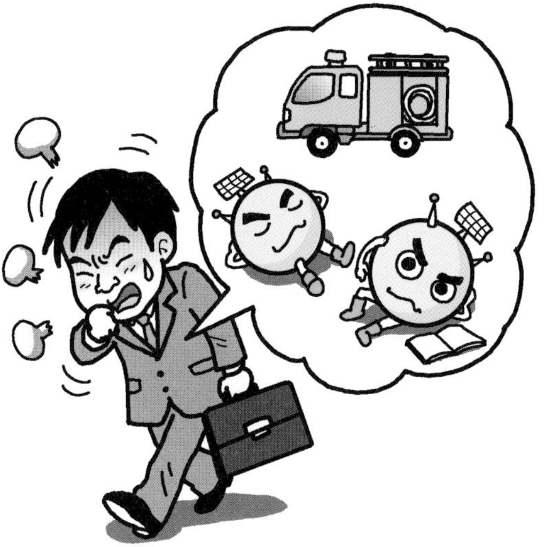

結核などのような「慢性の感染症」では、がん免疫が驚いて動き出すことはありません。

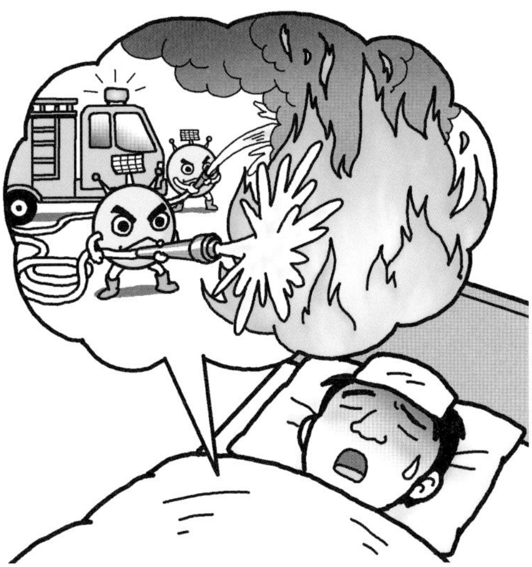

眠ったがん免疫が目覚めるのは、それこそ「生きるか死ぬか」という、ただちに命にかかわるような重篤な急性感染症にかかったような場合です。

10

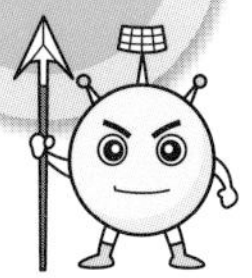

あらゆる免疫治療を跳ね返してきた分厚い壁「コーリーの毒《どく》」のジレンマ

コーリーの毒

かつて、がん患者さんに激烈な急性感染症を起こす病原体を強制感染させる、とんでもない治療が行われた時代がありました。19 世紀末から 20 世紀の初頭にかけて、米国のウイリアム・コーリー医師が実施した「コーリーの毒」と呼ばれる荒療治です。

その結果、劇的に効果を発揮し、がんが治ったような状態になる人もいた一方、感染症で亡くなってしまう人も続出し、コーリー医師の治療は中止されました。

今日、この免疫治療の限界は「コーリーの毒のジレンマ」として語られ、あらゆる免疫治療の前に分厚い壁として立ちはだかっています。

つまり、こういうことです。

●危険な刺激でなければ効果がない
●安全にするとまったく効かない

これでは実用性はありません。

実際、体内に薬などを投与して免疫を目覚めさせようとしたこれまでのあらゆる免疫治療は、この「コーリーの毒のジレンマ」の壁に跳ね返されてきました。

コーリーの毒以降、さすがに同レベルに危険な治療は実施されなくなったこともあり、免疫治療には「安全だが効果がない」ものばかりが残ります。そして、「免疫治療はあまり効かない」というイメージだけが定着していきました。

イチカバチかの荒療治「コーリーの毒」とは

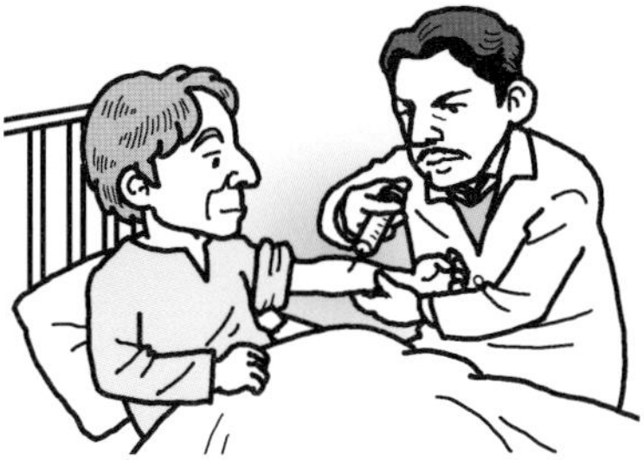

致死性の病気（丹毒）の病原菌を注射

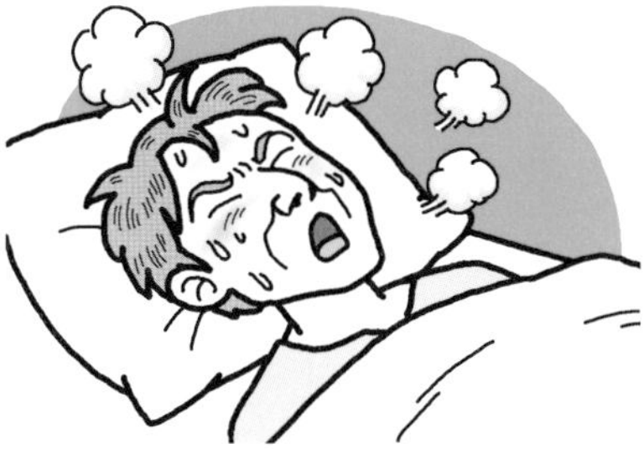

患者は急性感染症を発症し、生死の境をさまよって…

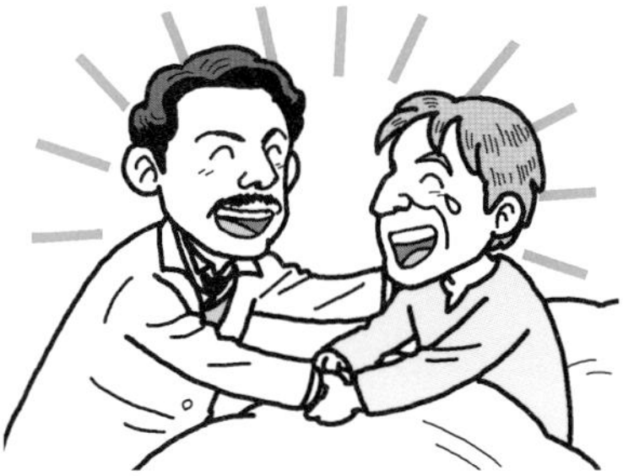

無事に助かり、がんが治ることもあれば…

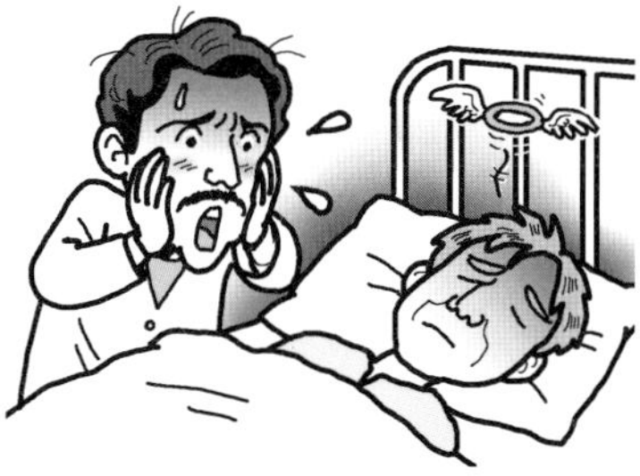

感染症そのもので、ほどなく命を落とすこともありました。

11 ジレンマを乗り越えて ——免疫細胞療法の登場

強力な免疫抑制がかかっている体内でNK細胞を目覚めさせようとすると…

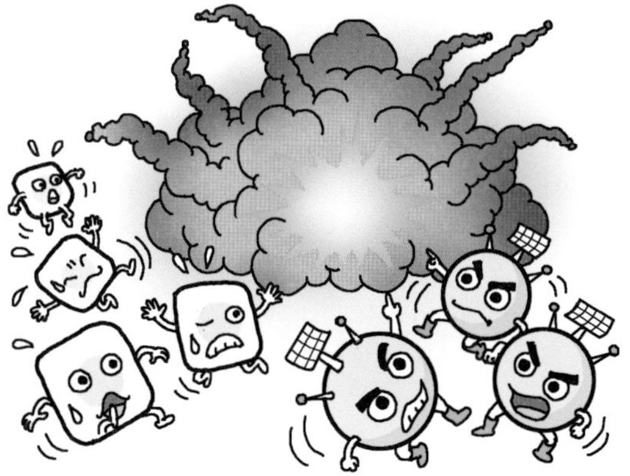

命を吹き飛ばすかもしれない「爆弾」のようなものでないと効果がない。当然、「爆弾」で命を落とすリスクがある

これが「コーリーの毒のジレンマ」です。

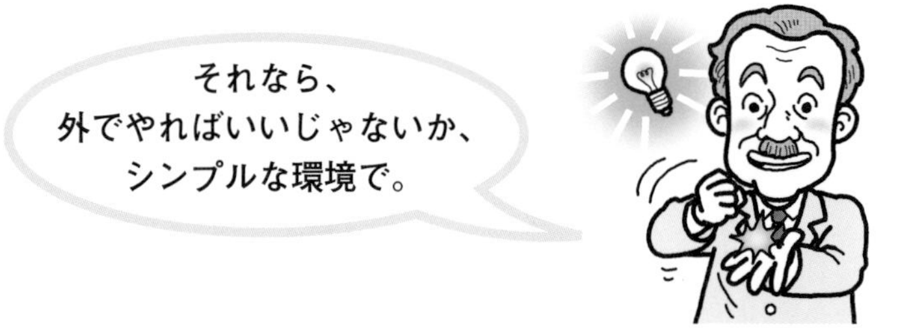

一部の専門家は、このジレンマを破る方法として、免疫抑制が及ばない体の外に免疫細胞を採り出し、活性の高い軍団に育て上げればいいのではないかと考えました。

こうして、免疫細胞療法が考案されたのです。

免疫細胞療法の発想

がん患者の体内では強い免疫抑制がかかっている

がん免疫の主役 NK 細胞も活性が低下して眠ったような状態になっている

↓

体内に何か（薬でも毒でも）を投与して免疫を目覚めさせることは困難

●危険な刺激でなければ効果がない

●安全にするとまったく効かない

↓

NK 細胞を免疫抑制の及ばない体の外に採り出して、十分な刺激をかけて活性化させればよい

↓

そのために

患者さんの血液中から、NK 細胞を含む大量のリンパ球を採り出す

（全身には 1000 億個の NK 細胞がおり、血液中に出てきているのはそのごく一部）

↓

採取した細胞集団に大量の免疫刺激物質を加えて NK 細胞を活性化する

（バイオテクノロジーの発達で免疫刺激物質インターロイキン２の大量生産が始まっていた）

↓

活性の高まった NK 細胞を点滴で体内に戻す

（目覚めた NK 細胞は、再びがん細胞を攻撃し、免疫レベルを高めるはず）

免疫細胞療法は、「コーリーの毒のジレンマ」を克服して「免疫抑制の壁」を乗り越える唯一の道でした。

POINT

第１章のポイント

がん細胞が１カ所にまとまっていれば、手術によって事実上の完治も可能です。

たとえ画像に映らなくても、がん細胞が飛び散っていると標準治療だけでは手詰まりになっていきます。

抗がん剤は、がんの勢いを削ぐのが得意ですが、生き残ったがん細胞の反撃を招きます。

体内に飛び散ったがん細胞を追い詰め、狙い撃てるのはNK細胞以外に知られていません。

NK細胞を、体外のシンプルな環境で確実に目覚めさせ、体内に戻す。それが「免疫細胞療法」の基本です。

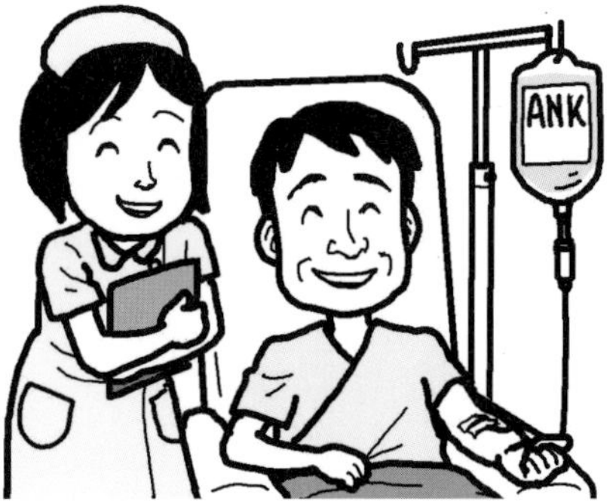

第2章

がん免疫の主役「NK細胞」

——免疫細胞の中で、がん細胞を殺すのはごく一部

1 どこかにいるはず がん退治の本命探し

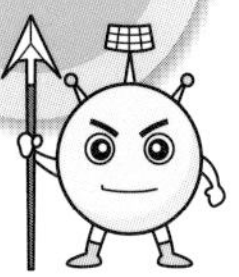

既知の細胞たちは、がん退治に役立たなかった

がんは、免疫抑制剤を大量投与すると爆発的に増殖しますが、猛烈な免疫刺激を加えると消失することがあります。そのとき体内では、強く刺激された免疫細胞ががんと闘っているはずです。

免疫細胞療法は、その細胞を使ってがんを叩く治療法です。ところが、1970 年から始まった免疫細胞療法の臨床試験は、困難の連続でした。

当時、T 細胞はすでに見つかっていました。樹状細胞も、さまざまな名称で呼ばれていましたが、それ以前に見つかっていました。

しかし、T 細胞や樹状細胞、またはその他の免疫細胞をいくらいじっても、がん細胞を攻撃するパワーはわずかしかありませんでした。

がん免疫の主役 NK 細胞はまだ見つかっておらず、「その他のリンパ球」という扱いで片づけられていたのです。

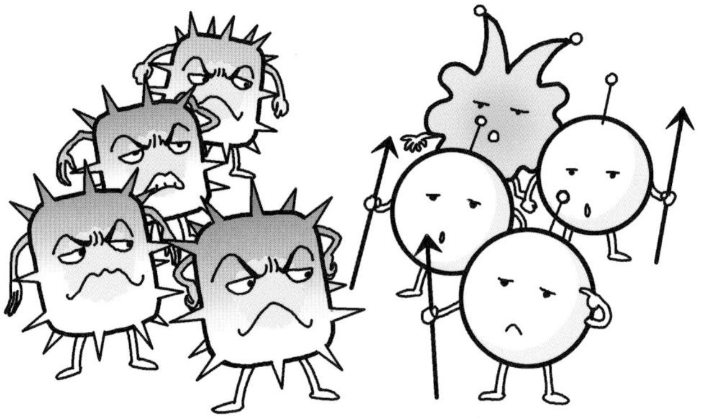

樹状細胞や T 細胞は、目の前にがん細胞がいても反応しないことが多いのです。がん退治のスペシャリストではないからです。

後から見つかった NK 細胞

がん退治の本命探しが行われました。

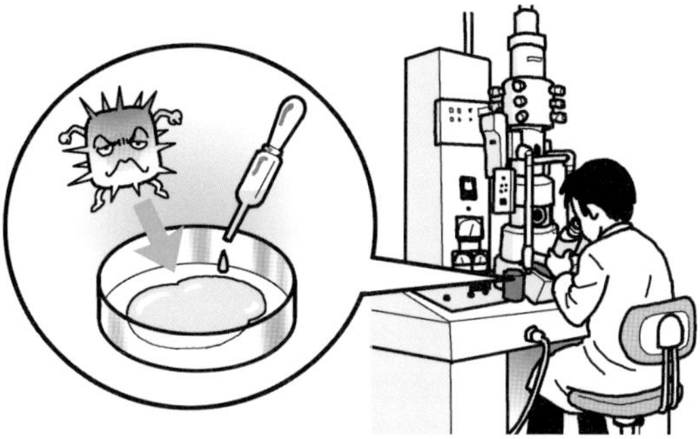

健康な人の血液に免疫刺激を加え、そこにがん細胞を投入すると、がん細胞が死滅することはわかっていました。

元気な人の血液を採取し、その中に含まれる免疫細胞群に刺激を加えて活性化し、がん細胞を投入する。この実験が、延々と繰り返されます。すると、やはり、どんながん細胞でも出会ったその場で傷害するがん退治の本命細胞がいることがわかりました。

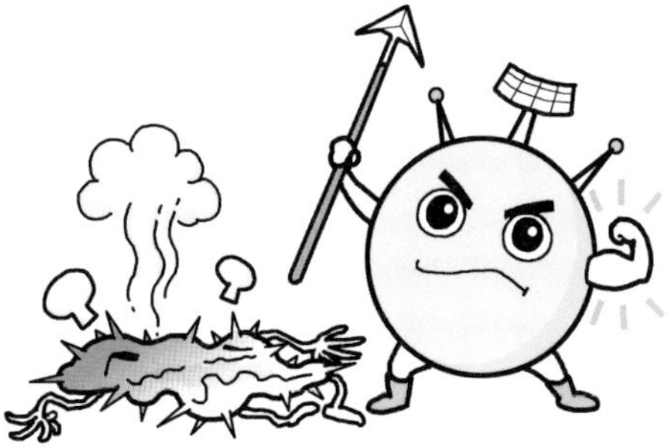

「私が主役です！」
がん細胞を殺していたのはNK 細胞だったことがようやく判明しました。

その細胞は、自然免疫系に属する殺し屋「ナチュラルキラー細胞（NK 細胞）」と名づけられました。1975 年のことです。

こうしてがん免疫の本命は、「生まれながらの殺し屋」を意味する NK 細胞と呼ばれるようになったのです。

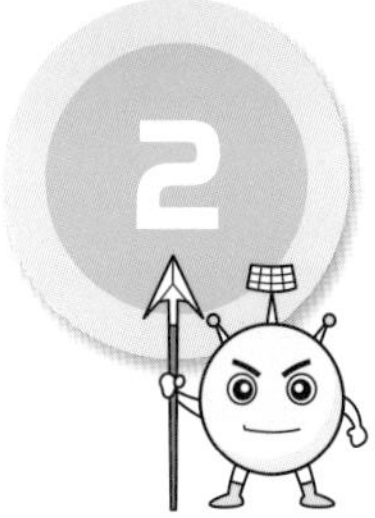

2 免疫の主役「自然免疫」とわき役「獲得免疫」

NK 細胞は自然免疫

自然免疫の「自然」とは、何を攻撃すればいいのか、学習しなくても最初からわかっている天性の能力という意味です。

がん細胞は、患者さん自身の体内で発生した「本人の細胞」です。感染症を起こす病原体のような外敵ではありません。そこで私たちの体には、がん細胞が発生すれば直ちに排除できる NK 細胞が備わっています。

NK 細胞は、自然免疫系の細胞です。生まれながらにがん細胞を見極めて傷害する能力を持っている頼もしい存在です。

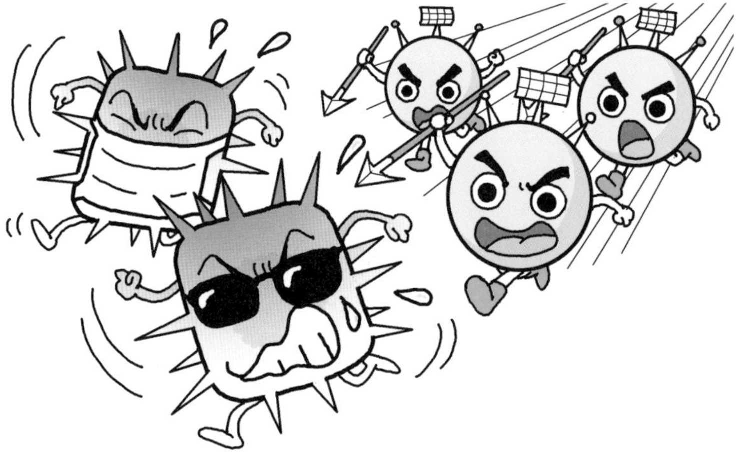

がん細胞は、遺伝子変異によってさかんに性質を変えます。しかし NK 細胞は、どのように化けたがん細胞でも、正常細胞と見分けて追撃していきます。

T 細胞は獲得免疫

一方、獲得免疫系の細胞は、「外敵」の持つ特異な物質（人の細胞には存在しない物質）に反応するのが得意です。

代表格の T 細胞は、感染症免疫の主役です。樹状細胞は自然免疫系に属しますが、感染症を認識し、T 細胞などに出動を促すのが主な役割です。T 細胞も樹状細胞も、外敵ではない「がん」には、あまり反応しません。

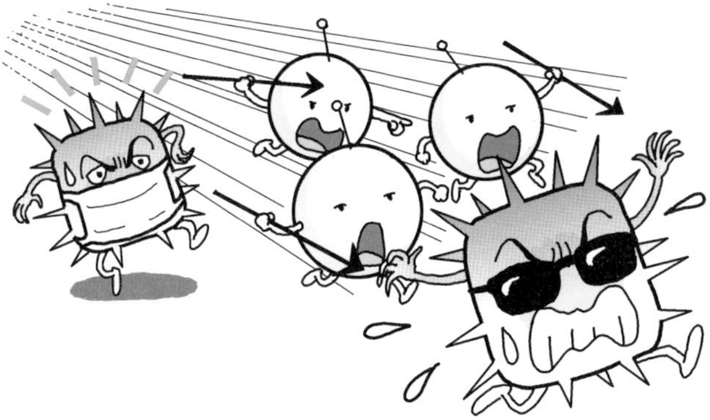

逃げるがん「同じがん細胞なのに、なんでオレだけ…」
CTL「だってサングラスかけてて、あやしいじゃないか！」

T 細胞のうち、標的細胞に体当たり攻撃をかけるキラー T 細胞（CTL）には数百億種類ものサブタイプがあります。あらかじめ無数の型を作り、正常細胞を攻撃する CTL は、胸腺で多くが排除されます。特定の型ごとの細胞数はごくわずかですが、侵入してきた外敵と型が合うものは急激に増殖します。細胞数が揃うのに時間がかかり、一度目の攻撃には即応できませんが、同じ相手に二度目はやられないので、獲得免疫と呼ばれてきました。

特定のがん細胞だけを攻撃する CTL もいますが、数はごくわずかで、少しでも型が異なるがん細胞は見向きもしません。むしろ、正常細胞を攻撃するものもある程度、残っており、漠然と CTL を活性化すると、正常組織も傷害されます。

3 がん退治のプロ「NK細胞」は気難しい

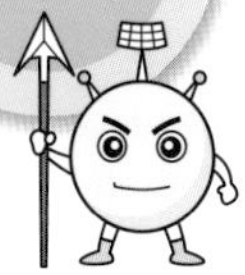

ついにがん退治の本命　NK 細胞が見つかりました。

ところが、その培養が大変でした。

体の外に採り出された NK 細胞は、免疫刺激物質がないと生きていけません。そして、そのさじ加減が難しく、少し刺激が強すぎてもやはり「自爆」を起こしてしまいます。

強い刺激を受けて活性化した NK 細胞は、がん細胞を攻撃する「爆弾物質」を、大量に自分の内部に抱えます。その量が半端ではなく、ほかのどんな免疫細胞と比べても圧倒的に強い攻撃力は、この爆弾によってもたらされるのです。

ところが、活性化した NK 細胞が細胞分裂をして増えるときには、爆弾が細胞内でちぎれて自爆を招きやすいのです。

●刺激を加えて活性を上げなければ、治療の役に立たない。

●刺激が少しでも強すぎると自爆してしまう。

しかも、刺激の強さをどの程度にすればよいか、そのときどきで違うので、標準的な培養条件を決めることができません。

これは困ったことになりました。

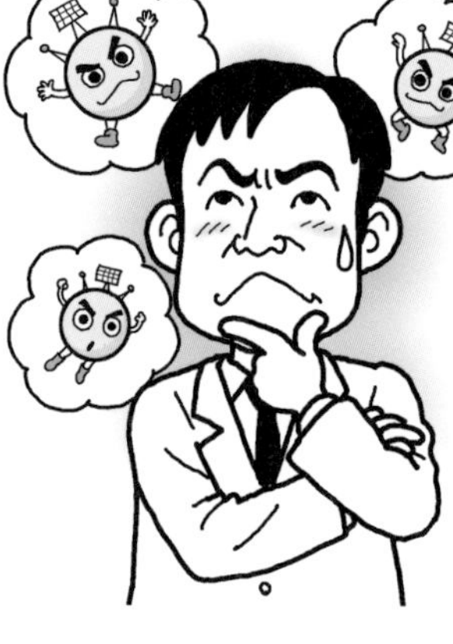

NK 細胞は、とても培養が難しい

活性が低いNK 細胞は増殖させやすいですが、治療の役に立ちません。

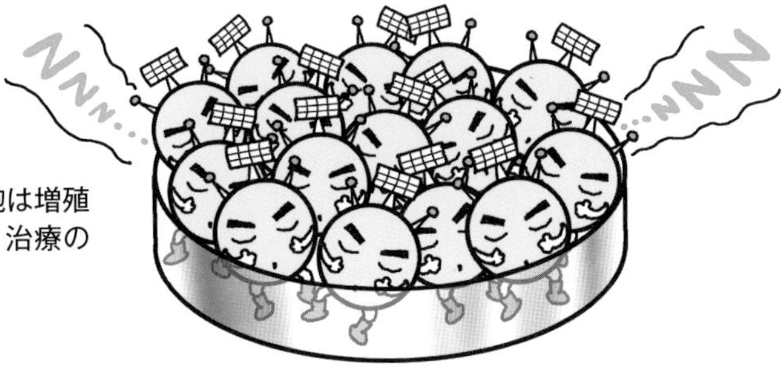

活性の高いＮＫ細胞は、増殖の際に自分の爆弾物質によって自爆しやすく、培養が難しいのです。

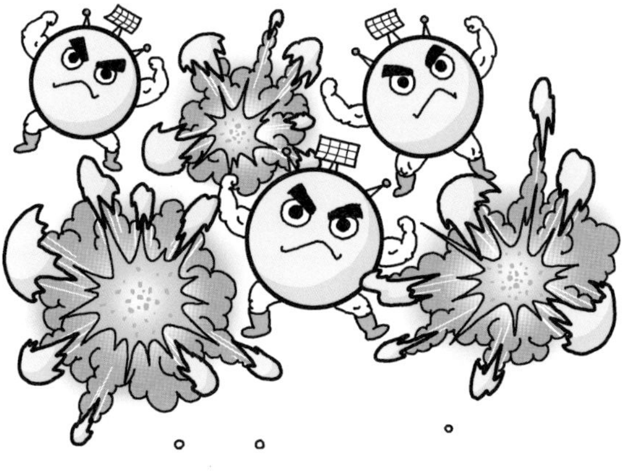

おまけに、リンパ球集団の中からNK 細胞だけを採り出すのも困難。だから、なかなか見つからなかったのです。

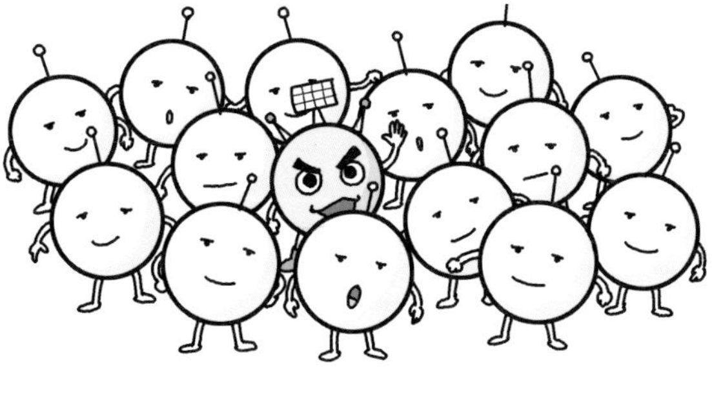

4 免疫細胞療法のエビデンス 米国LAK療法の大規模臨床試験

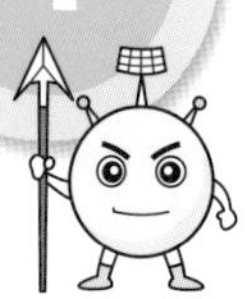

抜け道を探せ

NK細胞の培養は非常に難しい。
このことが、免疫細胞療法を実現するうえで大きな壁になりました。
しかし、1980年代のアメリカで、「ひとつの抜け道」が見つかります。

NK細胞は分裂して増えるときに自爆しやすい。

↓

では、たくさん採って増殖させずに使えばよい。

このわかりやすい発想から、米国国立衛生研究所（NIH）は、とんでもない治療法を考えつきました。
「1人のがん患者さんにつき50ℓ《リットル》前後の血液から、NK細胞を採り出そう！」というのです。
もちろん、50ℓ前後というレベルは「延べの量」です。
人の体内にある血液量は数ℓで、リットル単位で出血すれば命にかかわります。そこで、血液を採取する代わりに、大量に体外循環させました。
すなわち、太い血管にチューブをつなぎ、そこから体外のリンパ球採取機に、脈々と血液を循環させ続けてリンパ球を分離したのです。リンパ球が分離された血液は、その場でもう一方のチューブにより体内に戻され、リンパ球以外の血液成分はどんどん体内に回収されます。
こういう方法で3日間も採取を繰り返し、数十億個レベルのNK細胞を含む大量のリンパ球をかき集めました。
そうして体外に採り出したNK細胞を、大量の免疫刺激物質インターロイキン2（IL2）で強く刺激し、活性を高めます。そして、3日以内に点滴で体内に戻したのです。

培養期間を3日以内に制限したのは、増殖が始まって自爆したり活性が下がったりする前に、NK細胞を投与するためでした。

LAK療法の特徴

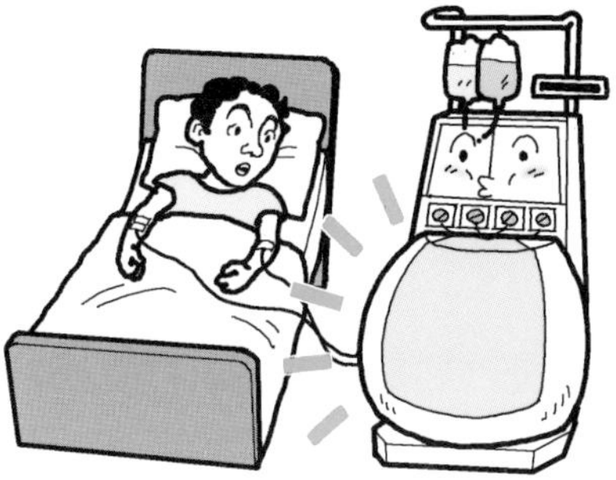

①3日がかりでNK細胞を含む大量のリンパ球を体外に採取
●50ℓ前後の血液からリンパ球を採取
●その中に含まれるNK細胞数は数十億個レベル

②大量のNK細胞を大量の免疫刺激物質で刺激して活性化（増殖が始まらないように培養期間は3日以内）

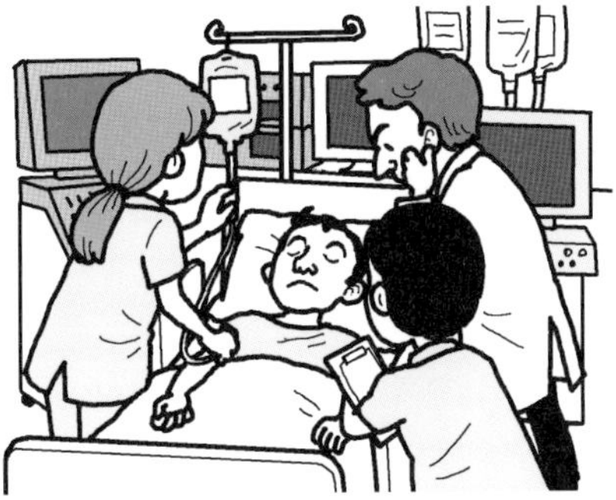

③大量の高活性NK細胞を短期間の間に点滴で体内に投与

トンデモ免疫細胞療法「LAK療法」の大規模臨床試験には、抗がん剤が効かない進行がん患者数百名が集められました。そして、本当に効かないことを確認するために、わざわざ強い抗がん剤を大量投与してから、たった一度だけLAK細胞が投与されました。

その結果、全員に何らかの効果が見られました。腫瘍サイズが半減以下のケースも15～25％、一部の患者では、大きな腫瘍が壊死を起こして消失し、再発も見られなかったそうです。

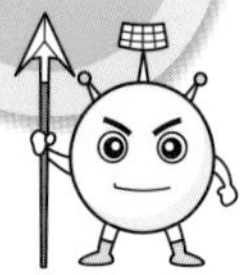

5 LAK療法は効果がない？という誤解

LAK療法の効果

NIHによるLAK療法の臨床試験で、免疫細胞療法に「ゴール」があることは、ともかくわかりました。

LAK療法の示したエビデンスは、次のことに集約されます。

NK細胞による免疫細胞療法のエビデンス

患者さん自身のNK細胞を「大量」に体外に採り出し、「活性化」させて投与すれば、強力にがんを叩く効果がある。

エビデンスあり

鍵はNK細胞の数と活性

しかし、エビデンスが得られたからといって、すぐに実用的な免疫細胞療法が確立できたわけではありませんでした。

非現実的なコストがかかったLAK療法

LAK療法の大規模臨床試験は、高額な免疫刺激物質IL2を大量に使い、莫大なコストをかけて、たった一度だけ実施されました。

非現実的なコストがかかったひとつの理由は、「体液コントロール」

を必要とするため、ICU（集中治療室）を占拠して行われたことです。

大量の高活性 NK 細胞に攻撃を受けると、大きな腫瘍組織が「壊死」を起こすことがあります。そして、がんの塊が一気に崩壊すると、死滅した細胞内から、大量のカリウムやリンが放出されます。

カリウムやリンは、あまりにも体液中に増えすぎると、高カリウム血症、高リン血症となります。そして、重篤な場合、心停止や腎不全に至るリスクがあるのです。

そうしたリスクに対処するため、LAK 療法には、通常ではありえない規模の設備と人員が投入されたのです。

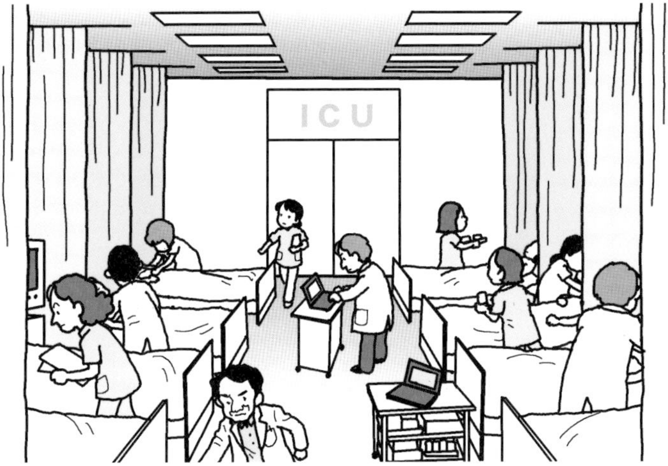

莫大な費用がかかった NIH の LAK 療法を、同じ予算規模で再び実施することは無理です。当の米国でも、二度と同じ条件での追試はできませんでした。

日本でも、米国 LAK 療法（NIH 法）から大幅にスケールダウンした LAK 療法の追試が広く行われました。当然、予算を削って規模を縮小すればうまくいきません。奏効する条件を満たしていないからです。

そして、「LAK 療法は当初言われたほど効果はない」という風評が広がってしまいました。

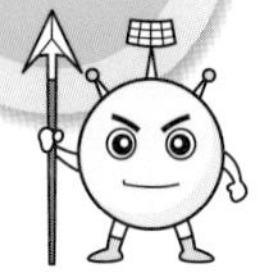

6 真打「ANK療法」登場

がん免疫の主役NK細胞の培養技術を確立

一方で、エビデンスに基づく免疫細胞療法の追求も続きます。

その後に日本人研究者が実用化したANK療法は、NK細胞を活性化・増殖させ、米国LAK療法（NIH法）を凌駕する数と活性を与えることに成功します。

その結果、本家LAK療法で投入された戦力を上回る、本格的な免疫細胞療法が成立したのです。

ANK療法の採血量（循環血液量）は、米国LAK療法の10分の1ですが、そこから採取したNK細胞を高度に活性化し、選択的に増殖させます（技術的には、健常者のNK細胞であれば、1000倍以上増殖可能ですが、実用上は、そこまで増殖させません）。

その培養には熟練者が当たり、繊細な職人技を駆使しています。NK細胞の状態を正確に把握し、最適化された培地と頻繁に交換することで、活性を高いまま維持し、自爆しないようにNK細胞だけ増殖を続けさせるのです。

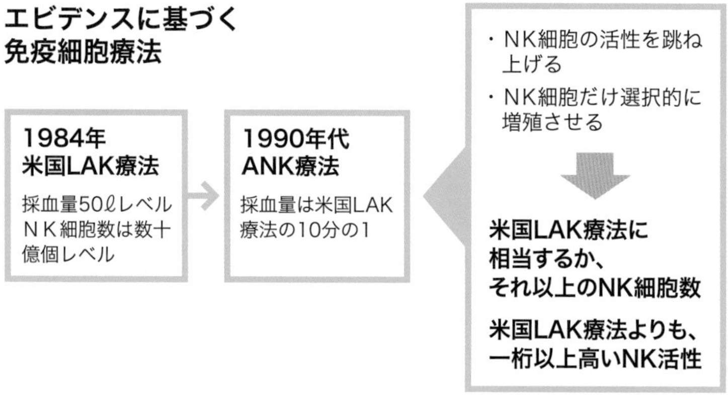

NK 細胞の投与法には大きな違いが

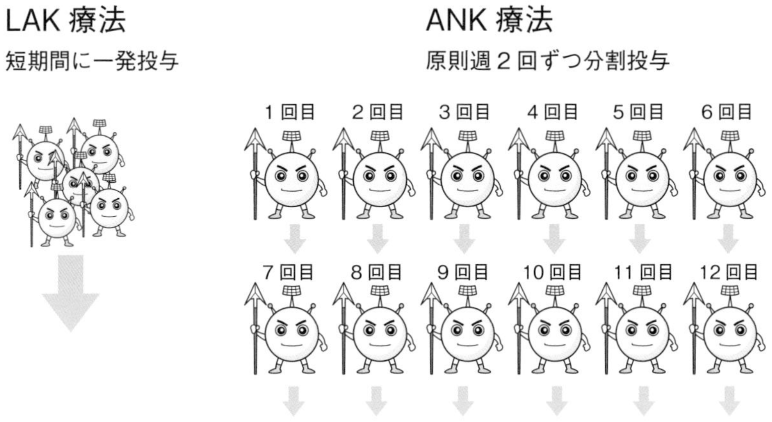

繊細な NK 細胞を活性化し選択的に増殖

ANK 療法でも、LAK 療法と同様の専用装置（リンパ球採取機）を使って、5～8ℓもの血液を体外循環させ、がん退治の主役である NK 細胞を含む大量のリンパ球を分離します。

そして、免疫刺激物質で NK 細胞の活性を高め、選択的に増殖させます。ほかの大部分のリンパ球は、がん治療にはあまり役立ちません。そこで、NK 細胞以外は増殖しない条件で培養するのです。

こうして活性化・増殖した NK 細胞は、原則「凍結保管」され、点滴を待つことになります。凍結保管した高活性の NK 細胞を、点滴のつど融解、再活性化する熟練の技術が、最適のタイミングでの投与を可能にしているのです。

NK 細胞は、原則、週２回ずつ 12 回に分けて点滴します。これが「1クール」という治療単位で、必要に応じて何クールか繰り返すこともあります。ほかの治療の進み具合によっては、一部の NK 細胞を、凍結しないまま第１回目の点滴に用いることもあります。

体内に投与される NK 細胞の数と活性を比較すると、ANK 療法１クールのほうが、一発勝負だった NIH の LAK 療法を大きく上回る計算になります。

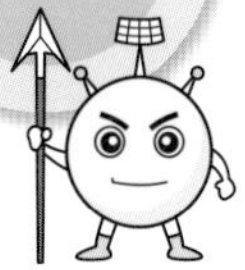

7 LAK療法を超える ANK療法のNK細胞の戦力

100億個を目標にNK細胞を培養

NIHの米国LAK療法が示した免疫細胞療法のエビデンスは、同時に、免疫細胞療法が奏効する条件を明らかにしたものでもありました。すなわち、NK細胞の「数」と「活性」が鍵だということです。

では、まずNK細胞の数を揃えるという点で、ANK療法はどのような考え方を取っているのでしょうか。

米国LAK療法では、ごくシンプルに、膨大な量の血液中からNK細胞をかき集めました。それに対して、ANK療法では大量の血液中から採取したNK細胞をさらに増殖させます。

生殖細胞などを除くヒトの細胞には分裂回数の限界（寿命）がありますが、健康な人の血液から採取された若いNK細胞なら、技術的には1000倍以上に増殖させることが可能です。

ただし、がん患者さんの血液中から採取されるNK細胞は、一般にある程度寿命を使っており、1000倍までは増えません。

実際の治療では、採取したNK細胞を何倍に増やすかではなく、1クールで100億個レベル投与することを目標に、NK細胞集団が培養されています。

NK細胞が弱っている場合は

実際には、患者さんごとにNK細胞の状態はまちまちです。

抗がん剤の副作用などで、NK細胞が傷んでいたり、採取できる数が少なかったりすると、培養できる数が100億個レベルまで届かないこともあります。そのような状況が想定される場合には、「2分の1クール」

分ずつ培養し、トータルで100億個レベルに届くようにするなどの工夫をします。

通常、培養された1クール分のNK細胞集団は凍結保管され、最適のタイミングを見計らって、週2回ずつ12回に分けて点滴されます。2分の1クール（点滴6回）分ずつ培養する場合は、初めに培養したNK細胞を1、2回点滴した直後に、残り2分の1クール分のNK細胞を採取し、培養に回します。

高活性NK細胞を一度点滴するだけでも、体内の免疫の状態は目覚ましく改善し、より培養しやすいNK細胞が採取できるからです。

こうした方針は、個々の患者さんの状態を診て医師が判断し、患者さんに説明します。詳しくは、ANK療法実施医療機関を受診した際にお医者さんに聞いてください。

「2回培養」の基本的なやり方

［通常］

リンパ球採取
↓
活性化したNK細胞を選択的に増殖
↓
100億個レベルを目標に培養

［NK細胞が傷んでいる、または少ない場合］

1回目のリンパ球採取
↓
活性化したNK細胞を選択的に増殖
↓
2分の1クール分だけ培養
↓
ANK細胞を1、2回点滴
↓
体内の免疫状態が改善
↓
2回目のリンパ球採取
↓
活性化したNK細胞を選択的に増殖
↓
1回目＋2回目で1クール分そろえることを目指す

8 せっかく増やしたNK細胞を何度にも分けて点滴する理由は

LAK 療法と ANK 療法の NK 細胞数

LAK 療法		ANK 療法
数十億個レベル	＜	100 億個レベル

免疫細胞療法の奏効する条件から考えると、投与できる NK 細胞の数が多いことは有利なはずです。ところが ANK 療法では、1 クール 100 億個レベルを目標に培養した NK 細胞を、わざわざ 12 回に分けて投与します。

なぜ 1 クール分の NK 細胞を一度に点滴しないのでしょうか。

これは、米国 LAK 療法の教訓から、安全性を確保するために考え抜かれた方法なのです。

一度に 100 億個 NK 細胞を点滴したら…

NIH の LAK 療法では、体外で活性化させた数十億個レベルの NK 細胞を、短期間の間に点滴して体内に戻しました。

その猛烈な作用で大きな腫瘍が壊死すれば、崩壊したがん細胞内の物質が一気に体液に溶け出し、心停止や腎不全などのショック症状を起こすおそれがあります。

そのため LAK 療法は、ICU（集中治療室）を占拠して、細心の体液コントロールとともに行う必要がありました。

この生命リスクと、非現実的なコストが、LAK 療法の実用化をはばむ最大のネックとなったのです。

ANK療法１クールで点滴されるNK細胞の数と活性は、トータルで見れば、米国LAK療法を大きく上回ります。つまり、ANK療法のほうがずっと治療強度が強いのです。

もし、活性が高い100億個レベルのNK細胞を一度に体内に点滴したら、患者さんが命にかかわるショック症状を起こす危険性は、米国LAK療法以上になると考えられます。

そうしたリスクを想定するなら、やはりICUで体液コントロールを行う必要があり、非現実的なコストがかかってしまいます。それでは治療としての実用性がありません。

投与するNK細胞の数が少ないと…

一方、NK細胞数が少なく、治療強度が弱すぎると、がんと闘う以前に強い「免疫抑制」によって、活動が抑え込まれてしまいます。

免疫細胞療法が効果を発揮するためには、この免疫抑制の壁を押し返す強度が求められます。安全性を確保しつつ、かつ効果のある治療強度のバランスを考える必要がありました。

そこで、クリニックへの通院でも実施可能な治療パターンとして見つけられたのが、１クール12回の分割投与だったのです。

１回に点滴する高活性NK細胞の数は、安全性を確保するために上限10億個までとされています。

ANK療法の基本的な治療パターンは、きわめて治療強度の強い免疫細胞療法を安全に実施し、かつ効果を上げる微妙なバランスを検証して導き出されたものなのです。

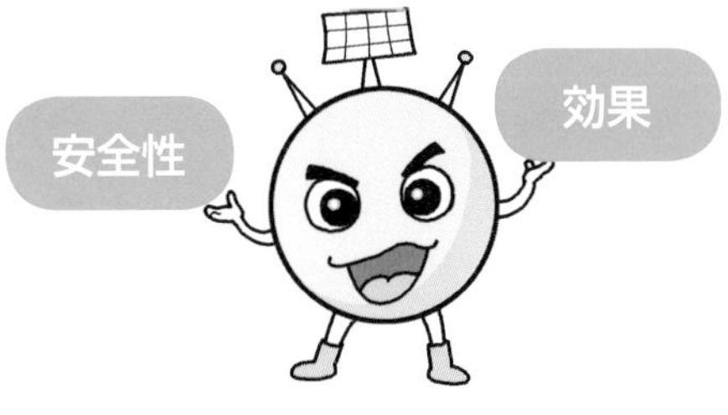

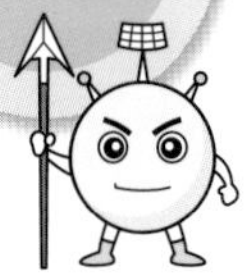

9 週2回という頻度で点滴をくり返す理由

がん免疫の主役 NK 細胞の培養技術を確立

ANK 療法の点滴は、NK 細胞数が 1 回当たり最大でも 10 億個を超えないようにして、安全性を確保しています。

一方で、発熱などの反応を伴う点滴を、週 2 回もの頻度で繰り返します。それは、着実に免疫抑制の壁を押し返して、徐々に免疫レベルを高めていくためです。

ANK 療法は、漠然と抵抗力を上げる治療ではありません。大量の NK 細胞が直接 1 対 1 でがん細胞を攻撃するとともに、体内の仲間を覚醒させて攻撃に参加させ、がん細胞をしらみつぶしにしていくのです。

ただし、患者さんの体内では非常に強い免疫抑制がかかっているので、1 回の点滴で 10 億個の NK 細胞を投入しても、10 億個のがん細胞（およそ 1cm の腫瘍に相当）をやっつけることはできません。点滴を繰り返すうちに、体内に 1000 億個ほどいる眠れる NK 細胞が目覚め、援軍に加わっていきます。

一度でも ANK 療法の点滴を行えば、体内の免疫細胞の状態は格段に改善されます。点滴で投入される NK 細胞の活性と、体内の NK 細胞の活性の差が発熱量に反映されるため、点滴後の発熱は、2 回目、3 回目以降は通常、ずっと穏やかになります。

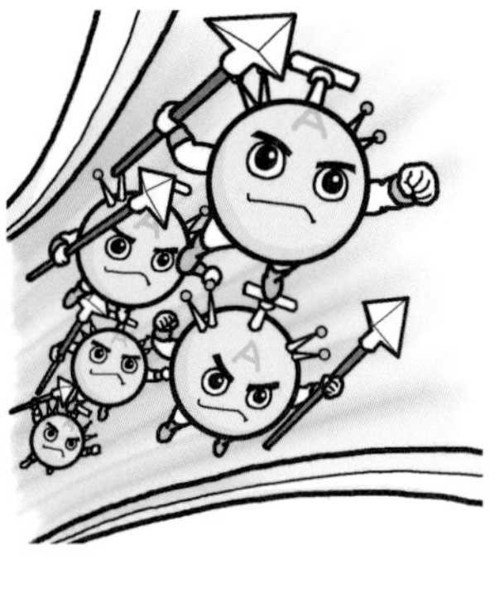

点滴をしなくても体内の NK 活性があまり下がらなくなってくる頃には、がん細胞集団を圧倒する免疫の戦力が揃うことになります。

点滴で体内に戻された NK 細胞はどうなるか

① 1 対 1 でがん細胞を襲う

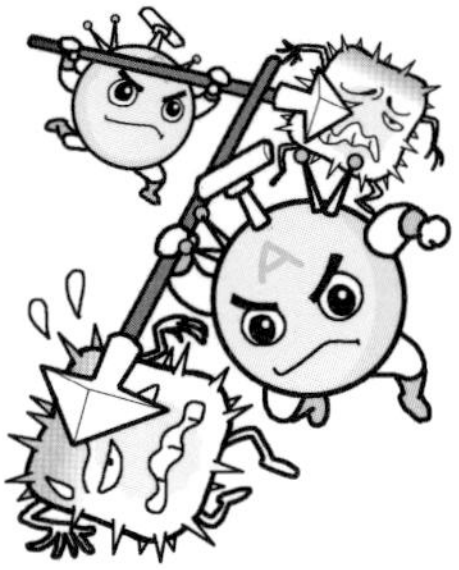

点滴された高活性の NK 細胞は、血液中をめぐり、がんに近づくと血管の壁を通り抜けて腫瘍に殺到します。
そして、直接がん細胞に体当たりし、毒液のような「爆弾物質」を注入して瞬殺します。1 つ 1 つの NK 細胞は、活性が低下しないかぎり、次々に新たながん細胞を襲っていきます。

②体内の NK 細胞を刺激する

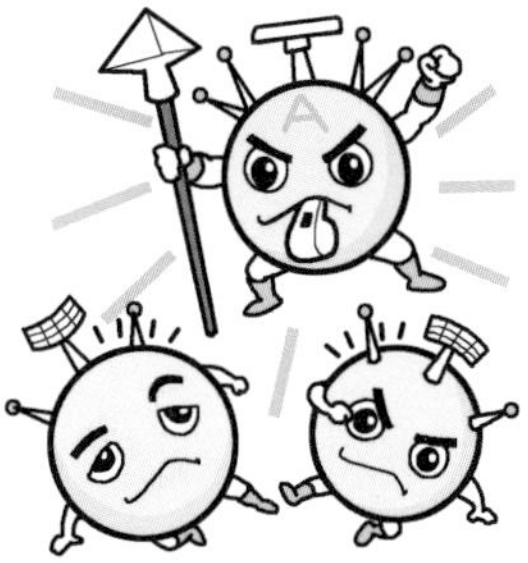

また、高活性の NK 細胞は大量の免疫刺激物質（サイトカイン類）を放出して、周囲にいる活性の低い NK 細胞の活性化を促します。こうした免疫刺激物質のほとんどが発熱物質なので、ANK 療法の点滴は結果的に高熱を伴います。

③やがて免疫抑制の影響を受ける

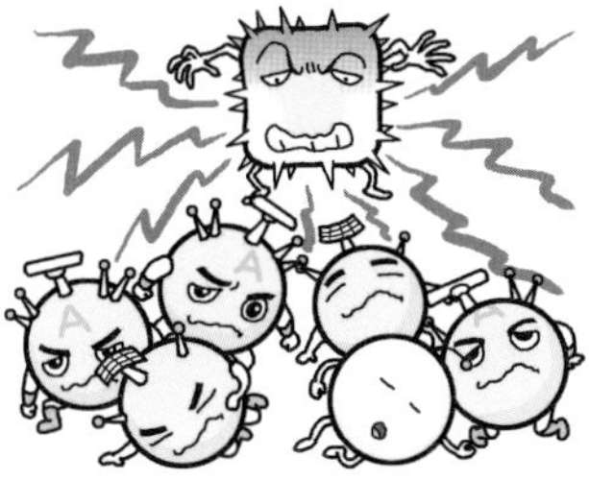

がん患者さんの体内では、高活性の NK 細胞も、やがて免疫抑制を受けて活性が低下してしまいます。通常、1 回目に投与される NK 細胞は、がん細胞を攻撃することより免疫刺激をかけることにエネルギーを消耗し、数日以内に活性が下がってしまいます。

④点滴をくり返し免疫抑制を押し返していく

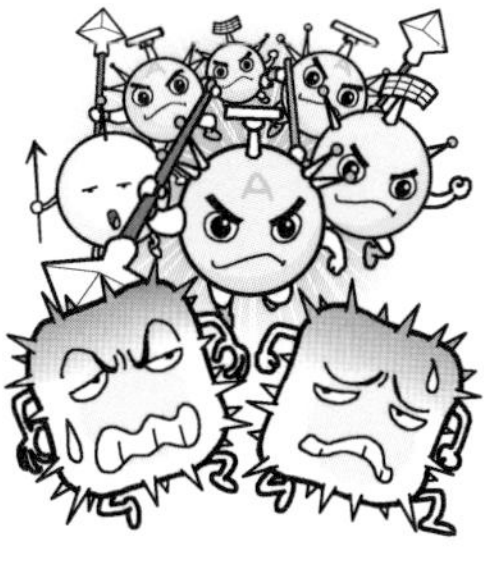

そこで、体内の NK 活性を高く維持するために、週 2 回のペースで点滴を続けます。点滴をしなくても体内の NK 活性があまり下がらなくなってくる頃には、がん細胞集団を圧倒する免疫の戦力が揃うことになります。

10 こんなに違う！　ANK療法～国内に比べるものなし～

一般の免疫細胞療法

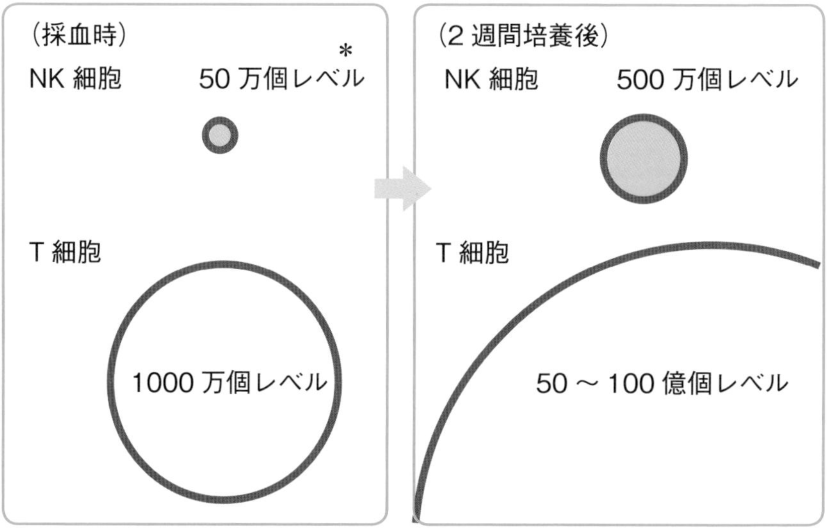

＊大まかなイメージです。実際の細胞数は患者さんの状態によって異なります。

ANK 療法と樹状細胞療法を除けば、国内で実施されている免疫細胞療法は、ほとんど同じものです。ブランド名はさまざまでも、NIH の行った米国 LAK 療法の「超縮小版」だからです。

培養後の細胞に、肝心の NK 細胞はほとんどいない一方、T 細胞は数十億個と爆発的に増えています。リンパ球総数だけはそこそこ揃えているものの、がん細胞を攻撃する細胞はほとんどいない、ということです。

ひと言でいえば、これら一般の免疫細胞療法は「お手軽」です。もちろん費用はそれなりにかかりますが、全国数百カ所の医療機関で簡単に受けられます。免疫細胞療法ならどこでも同じだろうと考え、通いやすさを基準に探せば、ANK 療法実施医療機関よりはるかに数が多い一般的な免疫細胞療法を実施している医療機関にたどり着きます。

国内で実施されている免疫細胞療法の中で、がん免疫の主役 NK 細胞を主体とする治療は「ANK 療法」だけです。そして、この技術はほかの医療機関や会社にはありません。

「NK 細胞療法」と称していても、20 ～ 50mℓ程度の採血量では NK 細胞数はわずかです。そして、NK 細胞の増殖速度は遅いので、培養後の中身の大半は、増殖速度が速い T 細胞になります。

かたや ANK 療法は…

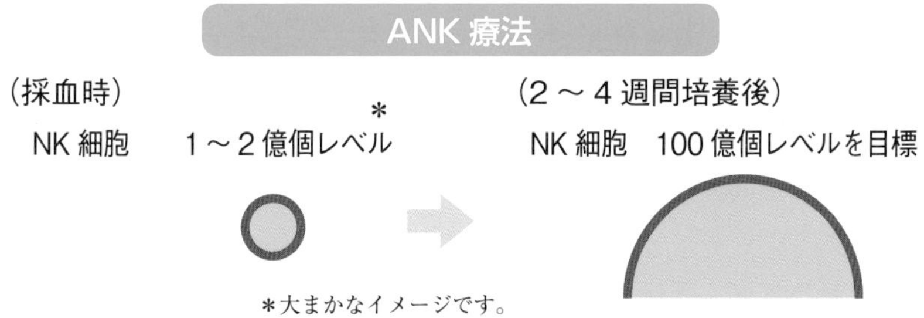

＊大まかなイメージです。

がんによる強い免疫抑制に抵抗する能力は、高活性の NK 細胞が格段に高いのです。

T 細胞や樹状細胞をはじめ、ほかの免疫細胞を体外で培養して点滴しても、すぐに免疫抑制によって抑え込まれてしまいます。その点、ANK 療法の点滴を繰り返すと、高活性の NK 細胞が大量の免疫刺激物質を放出し、体内の腫瘍免疫のレベルを徐々に高めていきます。

すると、体内で眠っていた NK 細胞のほか、T 細胞系の CTL なども活性化されて、がん攻撃の援軍に加わり始めます。

NK 細胞さえ動かせば、ほかの細胞は後から自然についてくるのです。つまり、ANK 療法を受けさえすれば、ほかの免疫細胞治療を受ける意味はありません。

ANK 療法は、全国数十カ所の医療機関で受けることができます。詳しくはリンパ球バンクのホームページをご覧になるか、コールセンターまでお問い合わせください。

POINT

第2章のポイント

「強い免疫刺激でがんが消滅する、強い免疫抑制剤でがんが爆発的に増殖する」──体内の免疫が、がんの進行に密接に関係することはわかっていました。

T細胞、樹状細胞などは昔から知られていましたが、がんにはあまり反応しません。もっと強い細胞がいるはずと探索され、活性が高ければ、どんながん細胞でも出会ったその場で傷害するがん退治の本命が見つかり、ナチュラルキラー（NK）細胞と名づけられました。

ところが、活性化し、爆弾だらけになったNK細胞は、増殖を始めると自爆しやすく、培養が困難でした。

大量のNK細胞を体外に採り出し、体外で活性化させて、増殖を始める前に点滴で戻せば、強力にがんを叩ける。それを証明したのが米国NIHの「LAK療法」です。

しかし、一度に大量にNK細胞を体内に戻すと巨大な腫瘍が壊死を起こし、カリウムショックによる心停止など、命にかかわるリスクがありました。

高度に活性化したNK細胞を選択的に増殖させる技術が京都大学の研究者によって確立され「ANK療法」と名づけられ、LAK療法を上回る戦力のNK細胞を、分割投与することで、安全性を確保しました。

第 3 章

本気の免疫細胞療法

――NK 細胞を活性化させてがんと闘う治療法

1

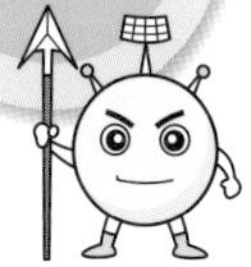

ANK療法の特徴をひと口に言うと

ANK療法の特徴をひと口に言うなら、強い治療強度による「本気の治療」ということです。

がんは中途半端な治療で克服できるほど生やさしい病気ではありません。本気で治療に取り組んで、初めて活路が見えてきます。

標準治療も、臓器を切り取り、発がん作用がある放射線や抗がん剤によって、文字通り身を削りながらでも、がん細胞に打撃を与えることを狙うものです。それでも、再発、転移をくり返すようながんを相手にすると、「延命」目的の治療となり、それも無理となって、ホスピスを勧めるほかなくなります。体のほうぼうに散らばったがん細胞を根絶やしにする全身療法がないからです。

体内に分散するがん細胞を狙い撃つことができるのは、もともとがん細胞を殺すために存在する免疫細胞だけです。そして、標準治療を補完して、がんの「完治」を目指します。

前項でも整理したように、ANK療法は、米国NIHの大規模臨床試験で有効性が確認されたLAK療法を上回る治療強度を発揮するように開発されました。国内で一般的に実施されているLAK療法の超縮小スケール版とは完全に一線を画するのです。

最大の特徴は治療強度の強さです。

一般的な免疫細胞療法は、2週間に1回とか、1カ月に1回といったペースで点滴をしますが、発熱などの免疫副反応はほとんどありません。

しかしANK療法の点滴は、週2回のペースが原則で、そのたびに、ほぼ例外なく顕著な免疫副反応が現れます。

特に、熱は必発で、少なくとも点滴を受けた当日は安静にする必要があります。これは、極めて活性の高いNK細胞を主力とするANK療法だけの特徴です。

一般的な免疫細胞療法は、培養も容易で、早くから各地に普及しています。名称はさまざまでも中身は同じものです。ANK 療法は、京都でしか細胞を培養できず、それを搬送する新幹線沿いに拠点が偏っています。

この章では、実際に治療を受ける際に「不便なところ」も含め、ANK 療法の特徴を Q ＆ A 形式で解説していきます。

まず、ANK 療法の特徴を大まかに整理しておきましょう。以下で、さらに詳しく説明していきます。

「本気の免疫細胞療法」の特徴

① 延命だけではなく「完治」を目指す！
② 大量の細胞を採取（血液５～8L 相当）
③ 頻繁に顕微鏡検査による全数検査を行い、NK 細胞の日々の状態に最適化した培養環境を微調整
④ 培養細胞を凍結保管し、任意の時期に融解・再培養による活性化
⑤ 原則、週２回のペースで点滴（安全な範囲で可能な限り強く治療）
⑥ 点滴のたびに発熱など顕著な免疫副反応
⑦ 分子標的薬の併用など、集学的な治療設計

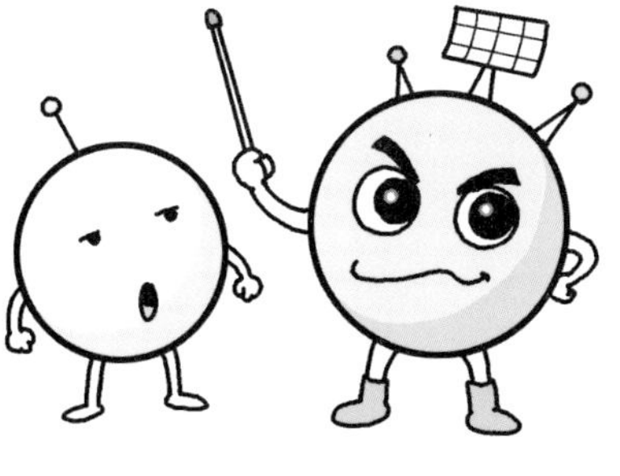

2 熱が出ても大丈夫なの？

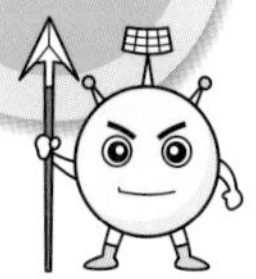

ANK 療法には「顕著な免疫副反応」があります

ANK 療法を受けると、ほとんどの方が発熱します。そう聞くと、不安になる方がいらっしゃいます。

一般に、免疫を高める治療は食事の工夫など、マイルドなものと思っている人が多いようです。

ところが、がん患者さんの体内では、強い免疫抑制がかかっています。がんを目の前に半ば眠らされている免疫細胞を目覚めさせるには、がんより危険な物を投与するほかなく、安全なもの、体にいいと考えられるようなものでは、ほぼ免疫は目覚めないことがわかっています。

ANK 療法で体内に戻された NK 細胞は、強い免疫抑制に対抗し、大量の免疫刺激物質を放出します。1 クール分を一度に投与すると危険なレベルの NK 細胞集団を、週 2 回のペースに分割することで、安全性と治療の強さを両立させているのです。

強い免疫刺激の結果として、発熱は避けられません。

高い熱が出ても心配はいりません

ANK 療法の副反応としての発熱は、熱といっても、病気で何日も寝込んでしまうのとはずいぶんイメージが異なります。あくまで一過性の発熱であり、通常は、点滴をしたその日のうちに、熱は下がります。

38 度くらいまでなら、体の温度が高いだけで、普通に仕事ができたという方もいらっしゃいます。熱そのもので体がやられるということはなく、もちろん命に別状はありません。

脱水症状にならないように、事前に十分な水分とミネラルなどを補給していれば大丈夫です。また、体温を上げることに治療上の意味はありませんので、冷たい物を体に当てて、物理的に冷やします。

傾向として、初回の点滴時には、下がったかに見えた熱が戻る「波」を何度かくり返すことがあります。２～３日は様子を見る必要があるでしょう。

そして、２回、３回と点滴しているうちに、熱が翌日まで持ち越すことはあまりなくなっていきます。何日も波がくり返すこともなくなり、様子もわかれば対処しやすくなっていきます。

体力の消耗についても、点滴前に日常生活ができている状態であれば、まず問題はありません。

発熱以外の副反応としては、悪寒、関節痛、筋肉のだるさ、頭痛、吐き気、など、カゼの症状から「のどの痛みとセキを除いたもの」がひととおり出ることがあります。

人によっては、腫瘍のあるところにチリチリとした痛み（患部痛）を感じるという方もいらっしゃいます。

また、患者さんの実感としては、点滴を重ねるうちに、不快な感じが快適な感じに変わっていく傾向があります。

「抗がん剤の副作用でなくなっていた味覚が戻ってきた」「ひどい疼痛で夜眠れなかったのが、ぐっすり眠れるようになった」「肌の色つやが戻ってきた」「カゼをひかなくなってきた」など、元気になる方向へ向かっていると実感される方が多くいらっしゃいます。

発熱など、副反応の様子について詳しくお知りになりたい方のために、私どもには、自分が実際にこの治療を受けた者も含め、多くの患者さんとお話を重ねてきたスタッフがおります。

3 点滴後の熱がつらくても解熱剤は使わないほうがいい？

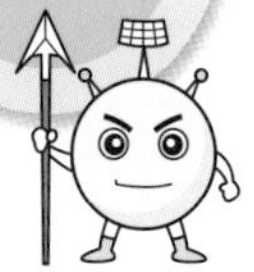

薬は極力避け「体を冷やす」ようにしてください

体を温めたり、部分的に温熱をかけたりすることもがん治療になる、と考える人がよくいますが、あまり根拠はありません。がん細胞と正常細胞とで、温度に対する感受性の差はありません。

がん細胞は、もともと自分自身の細胞です。少し体温を上げたり、熱いお灸をすえたりしても、がん細胞だけが弱るとか、がん免疫が高まるということはありません。

ですので、体を冷やして、体温の上昇を抑えるように工夫します。リンパ節が集まっているわきの下や鼠蹊部などを、冷却枕などの冷たいもので物理的に冷やすことが基本です。

熱を下げるというと、多くの人は解熱剤をイメージすると思います。ところが、解熱剤の多くには、免疫を下げる作用があります。

ですから、原則として薬は使わないほうがいいのですが、医師の判断で、事前に弱い解熱剤を渡されることはあります。

ただし、高活性のNK細胞が免疫に強い刺激をかけ、熱が上がり始めたばかりの段階で解熱剤を飲んでも、体の免疫反応を抑えることは難しく、あまり発熱は止められません。

解熱剤が効くのは、ある程度、熱が上がってからになります。38度5分とか39度といったところまで熱が上がってから解熱剤を飲めば、すぐに熱は下がります。

必要に応じ、医師の判断で発熱を抑えます

ANK療法に伴う熱は、点滴する培養NK細胞と、体内にいるNK細胞の「活性の差」が大きいほど強く出ます。

活性の高いNK細胞が体内に入ると、周囲にいるNK細胞の活動が低下していればいるほど、必死にその活性化を促そうとして大量の免疫刺激物質を放出するからです。

また、患者さんが抗がん剤の副作用で寝込まれている場合や、極端に体重が減っている場合などは、医師の判断で、本来１回に点滴する量の細胞を２回分に分け、日を改めて点滴することもあります。

この場合、点滴するNK細胞のがんに対する攻撃力は、半分以下に落ちます。一方、通常はほとんど発熱しなくなります（ごくまれに例外はあります）。

これを何度か続けるうちに、体内の免疫細胞の活性が上がってくると、標準量（本来の１回分に相当する量）の細胞を一度に点滴しても、それほどの高熱は出なくなります。

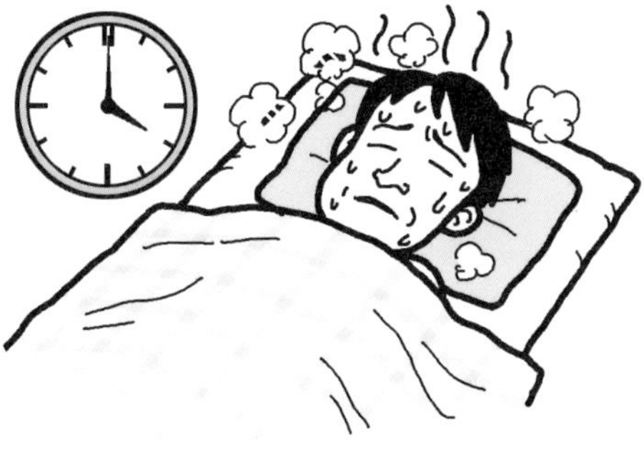

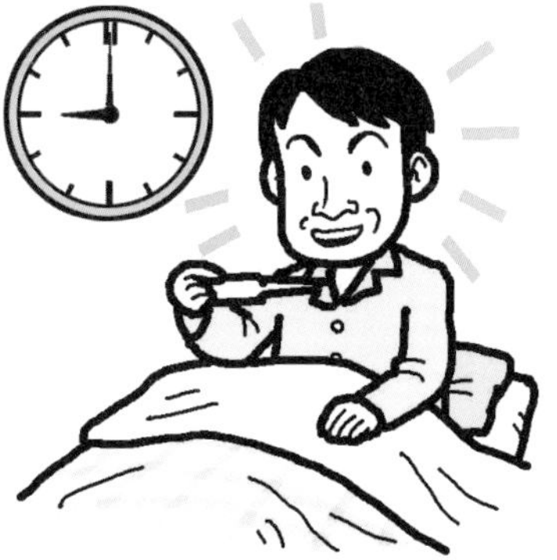

4 治療対象になるがんは？ならないがんは？

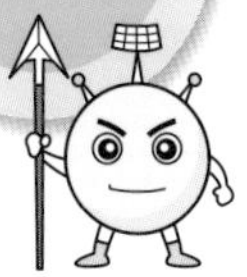

どのようながんでも治療対象になります

ANK療法は、基本的にがんの部位も種類も問いません。胃がん、肺がん、大腸がん、前立腺がん、乳がんなど、患者数の多い部位のがんだけではなく、肉腫のような特殊な種類も、また、白血病でも治療実績があります。

なお、脳の中には、NK細胞が入りにくいため、ANK療法単独での治療は行われませんが、サイバーナイフなどの局所療法を実施後、半年以内にANK療法の点滴を行うといった工夫ができれば治療可能です。

年齢の上限はなく、90歳以上の方でも治療実績があります。ただし、小さなお子さんの場合、体液の量が大人より極端に少ないと、リンパ球分離採取装置が使えません。少量の血液採取しかできないことがあります。また聞き分けの問題などで、治療困難なことがあります。

なお、一般に免疫細胞療法は、白血病は治療不可とされています。それは、培養する細胞を採取する際に、がん細胞が混入し、培養器の中で増えてしまうからです。

ＡＮＫ療法の場合も、混入がん細胞があまりに多いと培養不可となり、微妙な場合は試験培養を行ってから治療可否判断をすることもありますが、戦力比によっては、培養中に混入がん細胞を全滅させることも可能です。

実際に、がん細胞を殺すことができるのは、ANK療法だけの特徴なのです。

もっとも、増殖の速い白血病には、抗がん剤がよく効きますので、ANK療法の治療実績は、抗がん剤が効きにくいATL成人T細胞白血病に集中しています。この病気は、抗がん剤投与後の平均余命が13カ月という非常に難治性のがんです。ANK療法によって症状が消え、寛解状態で何年も長期生存されている方が何人もいらっしゃる実績が学会発表されています。

部位による得意、不得意もありません

そうはいっても、患者さんの多くは、自分の部位のがんにはどうか、と聞いてこられたり、自分は胃がんだから、胃がんが専門の ANK 療法の医師を紹介してほしいとおっしゃったりします。

ANK 療法は、もともと全身をパトロールして、がん細胞を攻撃する NK 細胞を用いる全身療法ですから、原則、部位による得手、不得手はありません。胃がんと肺がん、どちらが得意か苦手かといった傾向はないのです。

再発、転移を起こすような危険ながん細胞は、全身のほうぼうに飛び散っているのですから、部位によって得手や不得手があっては、がんを抑え込むことはできないのです。

ただし、一口にがんと言っても、性質はさまざまです。患者さんによって個人差があるどころか、同じ腫瘍の中にさえ、さまざまながん細胞がいるのです。

NK 細胞が素早く仕留められる細胞から、時間をかけないと殺せない細胞まで、がんのタイプは千差万別です。そのため、治療効果の表れ方はさまざまとなります。

ただし、部位によって、併用できるほかの治療が異なります。

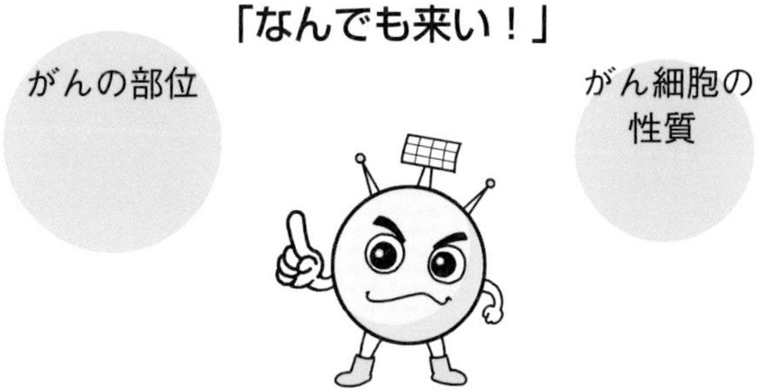

5 ANK療法はどこで受けるの？

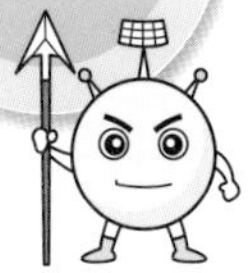

ANK 療法実施医療機関は厚労省に届出をしています

ANK 療法を実施できるのは、「ANK 療法実施医療機関」として、厚生労働省に届出を提出し、受理された医療機関だけです（地方厚生局が窓口となっています）。

ANK 療法実施医療機関は、原則、厚生労働省のホームページにも公開されています。リンパ球バンクのホームページには一部しか記載していません。掲載されているところ以外にも、ANK 療法を申し込まれた患者さんに、培養細胞の点滴だけを行っている協力医療機関が多数あります。

協力医療機関の一部を掲載していないのは、いきなり相談に行かれても対応できないかもしれないからです。詳しくは、リンパ球バンクのコールセンターにお問い合わせください。医療相談を受ける ANK 療法実施医療機関をご案内します。

治療を申し込むところとは別の医療機関でリンパ球を採取することもあります

リンパ球を分離採取する専用装置の設置箇所は多くありません。

ANK 療法実施医療機関でも、リンパ球分離採取装置を設置しているところは少数です。そのため、治療を申し込むところとは別の医療機関で、リンパ球を採取していただくことがあります。

なお、リンパ球を分離採取する際には、3時間前後、ベッドに横たわっていただきます。そして、専用装置に血液を通して、大量のリンパ球を分離採取します。5～8ℓレベルという多量の血液を体外に循環させますが、リンパ球採取後の血液はどんどん体内に戻していくので貧血や失血の心配はありません。また、血液中のリンパ球をすべて採取しても、全身には、その100倍以上のリンパ球がいますので、すぐに血液へ補充されます。「採り過ぎるのでは？」という心配はご無用です。

この「大量の血液からのリンパ球分離採取」は、ANK療法の大きな特徴の１つです。

一方、その他の一般的な免疫細胞療法は、小さな注射器でわずかな血液を採血するだけ。スタート時点から期待できる治療強度に大きなレベル差があるのです。

NK細胞の本格培養「ANK療法培養センター」は世界で１カ所だけ

専用装置で分離採取したリンパ球は、すぐに細胞培養センターに運ばれ、そこで時間をかけて高活性NK細胞に育てられます。

細胞培養を行うのは、京都にある東洞院クリニックだけです。全国各地のANK療法実施医療機関で採取されたリンパ球は、その日のうちに、人の手で慎重に同センターへ届けられます。

本当にがんと戦える細胞を培養することは、それだけ難しく、どこでも簡単にできるというものではないのです。

一方、ANK療法以外の一般的な免疫細胞療法の場合、細胞の培養はどこでも可能。小さなクリニックで片手間に培養することもできます。

ちなみに、専用の細胞培養センターで２～４週間かけて培養されたANK療法の細胞は、最適のタイミングで点滴ができるように、原則、凍結保管されます。

そして、その細胞の１回量が、点滴のつど１週間かけて、ゆっくり融解され、再培養による再活性化の後、各地のANK療法実施医療機関（患者さんが治療を申し込んだクリニックなど）に運ばれていくのです。

凍結した細胞は活性が下がりますので、再培養は必須です。

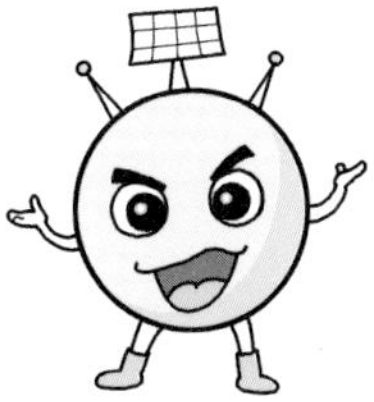

6 ANK療法を受けるとき、手術や抗がん剤はやめないの？

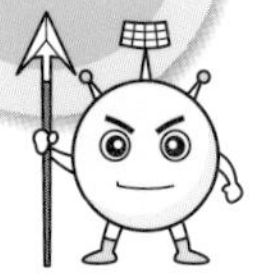

標準治療はやめずに続けるのが基本です

がんの治療法を選ぶとき、多くの人は「あれかこれか」の二者択一式で考える傾向があります。例えば「標準治療か免疫治療か」といった具合です。

しかし、一筋縄ではいかないがん治療において、「あれかこれか」という硬直した発想は望ましい考え方とはいえません。使える治療のすべてを集中的に使う集学的治療が理想です。

広く行われている標準治療には実績があり、一定の成績を上げています。全身に散らばっていない初期のがんなら、標準治療だけでも「完治」が望めるケースが少なくありません。

標準治療の限界は、がん細胞が体のほうぼうに飛び散ってしまうと、それを根絶する全身療法がないということに尽きます。そして、その限界を補完するのが本気の免疫細胞療法＝ ANK 療法なのです。

ANK 療法を受けるからといって、予定されている標準治療をやめる必要はありません。むしろ、やめることは賢明ではありません。

標準治療と ANK 療法の役割分担

標準治療 （手術、抗がん剤、放射線）	先端治療 （大量の高活性NK細胞）
・多くのがん細胞を、効率よく減らす	・がんの勢いが激しいほど押しこまれるが、数が減ってくると全滅に追い込む可能性が出てくる
・がんの増殖が活発なほど、抗がん剤などはよく効くが全滅はしない	・体内のがん免疫を再建する

ANK 療法を実施している医師は、原則として標準治療との併用を前提に、最適の「治療設計」を検討します。

最適の治療法を柔軟な日程で組み合わせます

治療設計とは、患者さんの状態に応じて、標準治療と ANK 療法などの先端治療をどのように組み合わせていくか考え、治療の手順を組み立てていくことです。標準治療だけでは延命目的になってしまうがんでも、基本的に「完治」が望める治療設計を目指します。

ANK 療法では、可能な限り早い時期にリンパ球を分離採取して培養し、培養細胞を凍結保管します。この NK 細胞を、標準治療のスケジュールを考慮しながら、最適のタイミングで点滴するのです。

このように柔軟な治療日程が組めるのは、培養した高活性 NK 細胞を凍結保管し、随時、融解・再活性させる技術があるからです。

また、使える治療法は、ANK 療法以外のものも検討します。手強いがんを相手に、個別の治療法の特性を踏まえて提案します。

抗がん剤とは時期をずらして併用します

標準治療でがんを追い詰め、ANK 療法でとどめを刺す。

これが治療設計の理想的な基本型です。

ただし、治療設計は、患者さんの状態や ANK 療法を始めるタイミングによってさまざまです。

例えば「ANK 療法と抗がん剤治療をどう組み合わせるか」だけでも、いくとおりかのパターンがあります。

最も基本的なパターンは、「抗がん剤で可能なかぎりがんを追い詰め、薬が効かなくなったら ANK 療法に切り替えて、とどめを刺す」方法です。

応用として、抗がん剤が効いている間から ANK 療法を併用する方法もあります。具体的には、抗がん剤の休薬期間に、ANK 療法を少しだけ行うというものです。この方法は「合間治療」と呼んでいます。

合間治療には、抗がん剤の副作用を和らげるなどのメリットがあり、抗がん剤の効き具合がよくなる傾向があります。

7

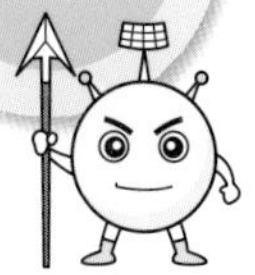

いつ受ければいいの？最適な受診タイミングは？

ANK 療法実施医療機関での相談は早ければ早いほど望ましいです

標準治療は、がん細胞の数をざっくりと減らすのが得意です。ところが、全滅させることは苦手です。

一方、ANK 療法は、NK 細胞が１個ずつがん細胞を狙い撃ちするので、がん細胞の数が減っていれば、全滅に追い込める可能性が高くなります。逆に、相手の数が多すぎたり、勢いが強すぎたりすると圧倒され、目に見える効果が出るまでに時間がかかってしまいます。

そこで、標準治療と ANK 療法の「よいとこ取り」をする治療設計が重要なのです。その際は、さまざまな治療の特性を踏まえ、適切な順番や組み合わせを考えていきます。

では、ANK 療法を開始するタイミングはいつがいいでしょう？

抗がん剤や放射線は、正常細胞にもダメージを与えます。そのため、標準治療が終わってからリンパ球を採取すると、NK 細胞も相当傷ついています。それでも培養は可能ですが、ダメージを受けている分、NK 細胞の戦力は低下します。

リンパ球を採取し、NK 細胞の培養を始めるのは、手術を受ける前が理想的。もう標準治療が始まっている場合は、少しでも早い段階で ANK 療法実施医療機関に相談していただきたいのです。

手術後の方、あるいは「手術不能」と言われた方、抗がん剤治療中の方なども、なるべく早く相談をしてください。

治療のパターンはさまざまになりますが、その場合も医師と相談して、可能なかぎり早くリンパ球を採取・培養し、最適の治療設計を考えていくことになります。

ANK療法の流れ

ANK療法実施医療機関の医師と面談

↓

治療設計に納得したら同意書にサインし、治療の申し込み

リンパ球分離採取

細胞培養センター（京都）まで、採取したリンパ球を運ぶ

↓

NK細胞を活性化し数を増やす

培養期間は2～4週間

（治療回数によって期間は異なる）………この間に手術などを実施

↓

培養完了後は、原則、凍結保管

↓

ANK療法の点滴

手術後など、最適のタイミングを見計らって開始

融解・再培養後、点滴する医療機関に培養細胞を届ける

ベストは手術前のリンパ球採取！
（手術後に培養細胞を点滴できる）

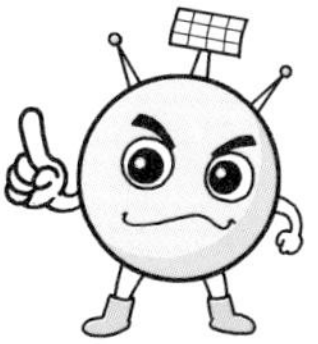

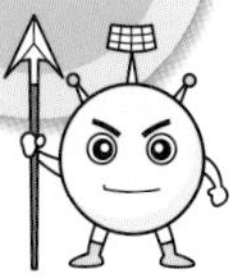

8 抗がん剤治療後や手術不能例の治療はどうするの？

「治療法がない」と言われていてもあきらめないでください

初めてANK療法を知ったのが、抗がん剤治療開始後だったり、標準治療を終えて経過観察中、あるいは再発、転移がわかってからという場合も当然あります。

そうした場合でも、それぞれにANK療法を受ける意味があります。早めにANK療法実施医療機関に行って医師と相談し、そのときにベストと考えられる治療設計を探ってください。

治療パターンは多種多様で、複雑になる場合もありますが、医師の説明をよく聞いて理解し、前向きに治療に臨みましょう。

例えば、手術不能例でも、転移巣が消えたり、触手のように浸潤している腫瘍が少し縮んだりすれば、手術可能になるケースがあります。

一般論として、がんに勢いがあるとき、まだ抗がん剤が効くなら、薬で減らせるだけがん細胞の数を減らします。その場合も、リンパ球採取のタイミングは、抗がん剤を始める前が理想です。そのうえで、抗がん剤で極力がんの勢いを削ぎ、抗がん剤が効かなくなったらANK療法を投入します。

もう抗がん剤治療が始まっている患者さんは、次の休薬期間にリンパ球採取ができるように、早めに段取りを整えていきます。

そして、抗がん剤が効かなくなってからANK療法のことを知った場合も、やれることからやっていきます。

たとえ抗がん剤が効かなくなっていても、ANK療法実施後に、また抗がん剤が効くようになることがあります。標準治療が使えなくなっている方は、標準治療に戻れる状態を当面の目標にするのです。

ANK療法を知るタイミングと相談の意義

ANK療法は、手術前にリンパ球を採取してNK細胞を培養し、手術後に点滴を開始してがんにとどめを刺すのがベストです。しかし、どんなタイミングでも「できるだけ早い相談」が受診のカギとなります。

診断

「がんと診断されたらすぐ」が相談のベストタイミング

手術

手術の直後（抗がん剤投与前）が次善の相談タイミング

抗がん剤治療

できるだけ早く相談

早ければ早いほど、抗がん剤のダメージが少ないリンパ球を採取できます。

経過観察

すぐに相談

ANK療法で再発・転移の抑制を狙います。

再発・転移

先手を打って防止する

再発・転移が見つかるまで待つのではなく、再発・転移が予想される時点でANK療法を行うほうが有利。

治療法がないといわれた

ただちに相談

標準治療で「治療法がない」といわれても、まだ打つ手はあるかもしれません。当面の目標として「標準治療を受けられる状態に戻ること」を目指します。

9 標準治療では使わない薬なども併用するの？

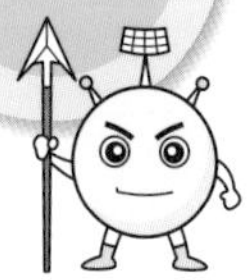

健康保険の対象にならない治療も視野に入れます

ANK療法を希望される患者さんには、原則として標準治療も受けていただきます。もちろん、抗がん剤などが効かなくなったら中止するのは当たり前ですが、そのときに使える武器は総動員して、がんと徹底的に闘うのが基本です。

治療設計の視野には、保険適応外の先端治療や薬なども入っています。

大きな病院で実施されている標準治療のほとんどは、日本の医療制度上、「保険診療」に当たります。すなわち、健康保険（公的医療保険）の対象となり、患者さんの費用負担が軽減される医療です。

一方、ANK療法をはじめとする先端治療の多くは、現状では保険適応になっていません。そのため、患者さんが費用を全額自己負担する「自由診療」として実施されています。

そして、病院経営上のルールとして、病院は１人の患者さんの１つの病気に対して、保険診療と自由診療の両方を行うことを禁じられています。もしも、病院がルールに反して保険診療と自由診療を併用すると、本来は保険診療の検査や治療でも、患者さんに全額自己負担していただかないといけません。

このルールは「混合診療規制」といって、そのため病院は通常、保険診療だけを行う保険診療機関と、自由診療だけを行う自由診療機関に分かれています。

患者さんにとっては負担が大きいのですが、保険適応になる検査や治療は保険診療機関で受け、保険適応外の先端治療や薬は、その治療を実施している自由診療機関で受けていただくことが必要です。

がんの治療法は種類が多く、保険適応外が少なくありません。

ANK 療法の医師は、患者さんの状況に応じて、標準治療のほかに、自由診療でしか使えない薬を処方することもよくあります。

代表的なのは、保険適応外の分子標的薬です。

分子標的薬は、免疫にダメージを与えない新しいタイプのがん治療薬として、現在、欧米では標準治療になっています。しかし、日本ではごく一部しか保険適応になっていません。

そこで、がんの完治を目指す治療設計で中心になるには、下の図に示した３つの治療です。ANK 療法の医師は、これを基本として、さらに粒子線やサイバーナイフなど、先端治療の中から使えるものを選び、組み合わせを検討していきます。

最も基本的な治療の組み合わせ

標準治療（保険診療）

＋

ANK 療法（自由診療）

＋

分子標的薬（自由診療）

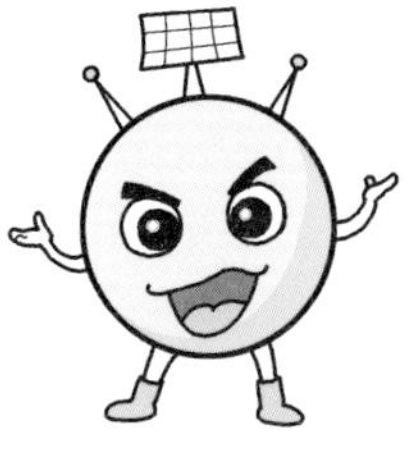

10

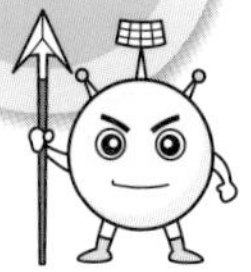

ANK療法と相性のよい治療とそうでない治療がある？

免疫にダメージを与える治療でも時期をずらして併用を検討します

治療法によって、ANK療法との相性の違いは確かにあります。

ANK療法は、免疫治療の本命です。がん免疫の主役であるNK細胞という細胞が、がん細胞を1対1でしらみつぶしにしていきます。

そのため、免疫にダメージを与えない治療、特にNK細胞の働きをアシストするような治療とは好相性ですが、免疫にダメージを与える治療とは相性がよくないということになります。

とはいえ、相性がよくない治療だから使えないというわけではありません。がん治療に有効なら「同時併用」を避け、時期をずらして併用するという方法を取ります。

薬にも、同時併用が適しているものと、そうでないものがあります。

抗がん剤の中でも、従来型の殺細胞剤は、分裂中の細胞を殺す「増殖毒」です。そのため、がん細胞だけでなく、正常細胞でも増殖の早いものはどんどん殺されていきます。

一般に、消化管粘膜の細胞や毛根の細胞、そして、免疫細胞の仲間は、増殖がさかんなので真っ先にダメージを受けてしまいます。

そこで、従来型の抗がん剤は、原則としてANK療法との同時併用を避け、時期をずらして最大の効果を上げるように工夫します。

他方、がん治療薬の中でも、ホルモン療法剤や分子標的薬は、免疫にダメージを与えません。これらの薬は、ANK療法との相乗効果も期待できるので、可能なかぎり同時併用します。

分子標的薬は、免疫にも大きなダメージを与えてしまう殺細胞剤のデメリットを踏まえて開発された、新しい世代の薬です。薬に細胞を殺す役割までは期待せず、主にがん細胞の増殖を抑えることを目的とした薬剤設計になっています。

したがって、NK細胞を殺すことがなく、さらには、がんを殺すNK細胞の働きをアシストするものが開発の中心になっています。

世界で標準治療になっていても、日本では自由診療でしか使えない薬があります

免疫と相性がいい分子標的薬は、近年、欧米では標準的に使われるようになっています。しかし、残念ながら、日本ではあまり使われていません。理論上、幅広いがんに使えるはずの薬でも、ごく一部の部位のがんにしか、保険適応になっていないからです（しかも、使える条件に制限があります）。

例えば、トラスツズマブ（商品名ハーセプチン）は、一般に「乳がんの薬」だと思われています（胃がんのごく一部にも適応です）。

しかし、薬の作用機序からいうと、トラスツズマブの標的は「乳がん」ではありません。転移しやすい傾向がある多くのがん細胞が過剰に発現している「HER2」という物質を標的としているのです。

HER2は、多くの部位の固形がんによく見られる細胞表面物質で、乳がん特有のものではありません。ところが、乳がんを除くほとんどの部位のがんは保険適応外です。

つまり、ほとんどの患者さんは、保険診療で世界標準の分子標的薬を幅広く使うことはできない、ということです。

日本で世界標準の治療を受けようとすれば、自由診療を検討するしかありません。

ANK療法を実施している医師は、本来の薬剤設計から見て効果が期待できる場合、積極的に分子標的薬の併用を検討し、完治を目指す治療設計に尽力しています。

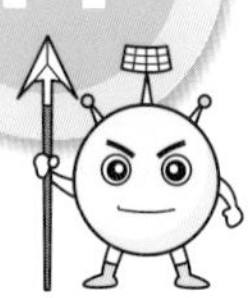

11 ANK療法を受けるのにかかる費用はどれぐらい？

治療費の目安は1クールで400万円台の前半です

ANK療法は自由診療なので、治療にかかる費用は、患者さんが全額自己負担することになります。

その費用は、基本的に「1クール」という治療単位で設定されています。標準的なANK療法の進め方として、週2回ずつ、12回の点滴を行うのですが、そのセットが1クールです。

保険診療の費用は「診療報酬点数」として国が定めていますが、自由診療の治療費は、各医療機関が独自に設定します。

そこで、ANK療法の「定価」というものはないのですが、おおむねの価格帯は、1クールで400万円を超え、450万円まではいかないといった範囲になっているようです。

正確な費用がいくら必要となるかは、相談・受診する医療機関に直接問い合わせてください。

ほかの治療法よりも高額なわけではありません

免疫細胞療法は、ANK療法に限らず、どれも自由診療で実施されています。しかし、その中でも「ANK療法は特に高い」という声を耳にすることがあります。

実は、同じ回数の点滴を受ければ、一般的な免疫細胞療法でもANK療法とさほど費用は違いません。ところが、月に1～2回程度点滴をするほかの免疫細胞療法に比べて、ANK療法は原則週2回というめまぐるしい頻度で点滴を続けます。

これは、点滴後の体内の免疫レベルを高く維持し、がんを抑え込みながら、効率よく免疫抑制を押し返すためです。

しかし、点滴を短期間に集中させる結果、患者さんにとって、治療費の支払も一度にまとまった額となりがちなのです。

患者さんにとって、自由診療を受ける経済的負担が大きいのはもちろんです。しかし、実際には保険診療のほうが、はるかに多額の費用をかけて行われています。

進行がんの標準治療では、１人の患者さんに数千万円レベルの費用がかかることも珍しくありません。それを国民全体で分散して負担しています。

国は、安全性と有効性が確認されれば保険診療へ組み込むと言いますが、承認申請プロセスには莫大な費用がかかり、現実には、世界標準の分子標的薬でさえ、特定の部位ごとに特定の薬だけしか保険適応になっていません。抜本的な制度の変革が必要です。

複数クールの点滴を行うケースもあります

ANK 療法は、複数クール実施する必要のある場合もあります。

抗がん剤治療の実施前なら、事前に１クール分を培養して凍結保管しておき、まず抗がん剤でがん細胞を減らせるだけ減らします。そして、極力、がん細胞の総数が減りきったところで、ANK を投入し、がんの征圧を目指します。

とはいえ、実際に何クール必要となるかは、がんの勢いや、免疫が受けているダメージの度合い、ほかに使える治療法があるかといった、さまざまな要素に左右されます。

あくまで参考ですが、大雑把な目安としては、がん細胞の大半が手術で取れ、術後再発防止の目的で実施する場合は１クール。場合によって２分の１クールだけ行うこともあります。

画像にはっきり映る大きな腫瘍があり、がんに勢いがあるのに、もう抗がん剤が効かないようなケースとなると、ANK 療法単独１クールでは難しくなってきます。そのような場合も、分子標的薬など、ほかの治療が併用できないかなどをまず調べ、極力治療効率を高めます。

12 なぜ自由診療なのか？
保険適応の申請はしないのか？

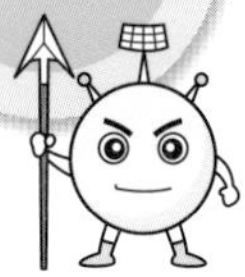

**今までは自由診療しかやりようがなかったのです。
有効性や安全性とは何の関係もなく法律上の問題です。**

ANK療法は自由診療で実施されており、健康保険は使えません。標準治療を提供する保険診療機関では原則、受けることができません。

「なぜ保険診療になっていないのか」「どうして大学病院で受けられないのか」などと、疑問にお感じの方は非常に多くおられるようです。

保険適応の仕組みには誤解が多いようですが、国が主体的に「これはよい治療だから国民のために保険適応にしよう」と動くわけではありません。また、昔は医師が主導できる制度もありましたが、今日ではそれもなくなり、主体者は医薬品製造事業者になっているのです。

事業者が承認申請を行い、それを国が医師等で構成される組織に諮問し、その結果を受けて厚生労働大臣が承認します。その承認後、薬価が決められ、ようやく健康保険が使えるようになります。この薬価の決定も、国ではなく、医師会や看護師会、薬剤師会等の代表が集まる中央社会保険医療協議会が行います。国には案外、主導権がないのです。

そして、こうした承認プロセスは法律に基づいて進みます。旧薬事法は医薬品を取り扱う前提で作られており、免疫細胞療法にはなじまない規定がたくさんありました。そのため、「免疫細胞療法の承認申請は難しい」というのが、多くの医薬品メーカーの判断でした。

しかし、免疫細胞療法も永年の実績が認められ、2013年の再生医療推進法制定を皮切りに、細胞医療を規定する関連諸法の整備が進みました。特に旧薬事法は、2018年に戦後最大の大改正が施されて名称も薬機法に変わり、細胞医療の承認申請を行う手順や細目が一気に明確化されました。そして2019年5月22日、免疫細胞療法として国内第1号のチサゲンレクルユーセル（CAR-T療法、商品名「キムリア」）の薬価収載＝健康保険適応が実現したのです。

あとはお金の問題だけ

一般に、新薬の承認申請は全世界を対象にグローバルベースで計画されます。欧米でも、免疫細胞療法を事業化するベンチャー企業が承認申請に向けて活発に活動しています。とはいえ、それには莫大な資金が必要です。その費用は10年前には１品目当たり60〜80億ドルと言われていましたが、今日では１兆円（100億ドル）規模に達しています。

例えばドイツ・メルク社が開発しているNK細胞の活性化も促す免疫チェックポイント阻害薬があります。2019年、英国グラクソ社は同社から、北米を除く販売ライセンス権（北米は世界市場の３分の１ほど）を総額4500億円で買い取る契約を締結しました。自社で開発するよりそのほうがはるかに「安い」のです。

前述のCAR-T療法、チサゲンレクルユーセルを開発したのはスイスの大手ノバルティス社ですが、薬価は点滴１回3300万円。これには莫大な承認申請費用と、それまでにかかった開発費が含まれているのです。新薬を承認申請し、保険適応にするまでには、これほどの規模のお金が動くのです。

欧米には日本の医薬品大手より資金の豊富なベンチャー企業もありますが、日本のベンチャー企業は規模が小さく、太刀打ちできません。

健康保険が使えるように

ANK療法をグローバル展開するには、１兆円以上の資金が必要です。ただし、日本国内のみで希少がん１種類だけの承認申請なら、その1%程度の予算でも可能です。例えばATL（成人Ｔ細胞白血病）は標準治療が確立しておらず、治療を受けられない患者さんが多いのですが、ANK療法には寛解後長期生存の実績があります。大企業と提携して莫大な資金を投じ、法律を踏まえた書類作成や承認申請手続きを行えば、これまで一般診療として行ってきた治療により有効性、安全性は分かっていますので、承認取得→薬価収載は可能です。まずはここから始めて他のがん種への適応拡大を図っていこうと準備を進めています。

13 主治医が快く思っていないようだが、どうすればいい？

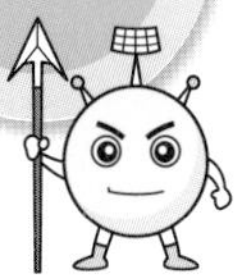

混合診療規制という理不尽なルールを乗り越える

近年の日本人の死亡原因は、おおむね1位ががん、2位が心臓病、3位が脳卒中で推移しています。この3大死因のうち、たくさんの人が「自由診療」を探し回るのはがんだけです。心臓病や脳卒中で「自由診療」を探す人は、まずいません。心筋梗塞や脳梗塞を起こしても、救える命は保険診療で救命できるからです。

ところが、がんの場合は事情が異なります。特定の部位にとどまっている限局性のがんなら、保険診療（標準治療）だけで命を救われている方の多いのが事実です。しかし、がん細胞が散ってしまい、転移や再発をくり返す進行がんになると、保険診療で最終的にできることは延命治療になってしまいます。

患者さんが、標準治療以外の治療を探すのは「当たり前」です。ところが、混合診療規制によって、保険診療機関では、ANK療法のような自由診療で実施される先端治療を受けることはできません。

患者さんは、大きな病院で保険診療を受けながら、「かけもち」で、ANK療法など、自由診療で先端医療を実施するクリニックなどを受診するしかないのです。混合診療規制は、受診する施設を別に分ければ適用されないからです。

がん患者には「治療選択の自由」が保障されています

「自分はANK療法を受けたいのだが、主治医の先生は快く思っていない。どうすべきだろうか…」

患者さんから、こうした声をよく聞きます。病院でほかの治療の話をするとイヤな顔をされる、という方が少なくありません。

しかし、患者さんが病院をかけもちすることは、「治療選択の自由」

として法律でも保障されています。患者さんの治療選択権を奪うことは法律違反ですし、標準治療だけでは進行がんは、ほぼ助からないのですから、主治医に気を遣っている場合ではありません。堂々と自由診療機関を訪ねてください。

不安があれば、とりあえず、ANK 療法実施医療機関で面談を受けられ、標準治療を受ける主治医にどう言えばいいのかも相談すればいいのです。ANK 療法の医師と面談する前に、詳細もわからないまま「あの…、免疫も受けようと、思うんです…」

こんな漠然とした話をされても、主治医はまともに答えようがありません。まず、標準治療の先生は「保険医」ですから、自由診療の説明をする立場にはありません。自分が実施した経験もなく、ルール上、実施できない治療について、説明するほうがどうかしています。

患者さんも、聞く相手を間違えてはいけません。自由診療については、その治療を実施している医療機関で聞くのが筋です。ANK 療法については、ANK 療法実施医療機関か、リンパ球バンクにお問い合わせください。

保険診療と自由診療の使い分け

特徴		医師にどう向き合うか
保険診療	・公のお金を使うので、治療の進め方が細かく決められ、ルールどおりに行う必要がある。 ・治療の選択肢はもともと限られている（保険適応の範囲）。 ・医師は、自分が実施できない治療の説明をする立場にはない。	・がんの性質や程度、標準治療の治療方針や日程などをよく聞く。 ・手術後の病理検査をはじめ、検査結果などを詳しく聞く（検査結果は自分のものです。堂々ともらってください）。 ・すべての検査結果と治療履歴を、時系列にファイルしておく（医師は、最新の結果だけでなく、履歴を把握し、病状の「変化」や、がんの勢いを知りたいのです）。
自由診療	・患者さんが自分のお金で受けるため、自由度は高い。 ・医師の裁量で、治療設計にも自由度がある。 ・ほとんどの医師は標準治療も知っている。一方、自由診療でも自分がやっていない治療については通常説明できない。	・保険診療の医師に聞いたことを、なるべく正確に伝えて相談する。 ・保険診療のことも含めて、治療全体のことを聞いてかまわない。

保険診療と自由診療の併用・使い分け

うまく組み合わせ、使い分けてがんの完治を目指す

保険診療と自由診療の併用・使い分けは、多くの患者さんがどうすればいいのか最も迷われるポイントです。大前提として、保険診療で実施される標準治療は必ず受けてください。そのうえで自由診療もうまく併用していくことが、命が助かる可能性を高める鍵になります。

その際、保険診療と自由診療をしっかり使い分けることが大事なポイント。高額な費用のかかるがん治療は、極力リーズナブルに受ける必要があるからです。

まず基本として、保険診療でできることは保険診療を活用すべきです。

手術や化学療法などの治療はもちろん、精密検査や検診など、保険診療のメニューは全部そのまま受けてください。よく「自由診療の効果を見る検査は、その治療を受けている自由診療機関で受けるべきか」と迷う方がいらっしゃいますが、保険診療で受けられる検査は、すべて標準治療を受けている保険診療の病院で受けていただければ大丈夫です。

ただし、検査の結果をはじめ、治療の方針・スケジュールなど、保険診療のお医者さんに言われたことは、すべてそのまま自由診療の医師にも伝えてください。ANK 療法実施医は、患者さんが標準治療を円滑に受けながら、リンパ球採取や培養後の ANK 細胞の点滴を進められるようにスケジュールを組みます。

なお、保険診療機関の先生は、保険適応外の治療を勧めたり、標準治療以外のことを説明したりはできない立場です。自由診療の医師にはそうした制約はないので、標準治療を含めた治療全体の相談をしてもかまいません。そして、がん治療は時間との勝負ですので、自由診療の併用は、なるべく早い段階で検討することが賢明です。

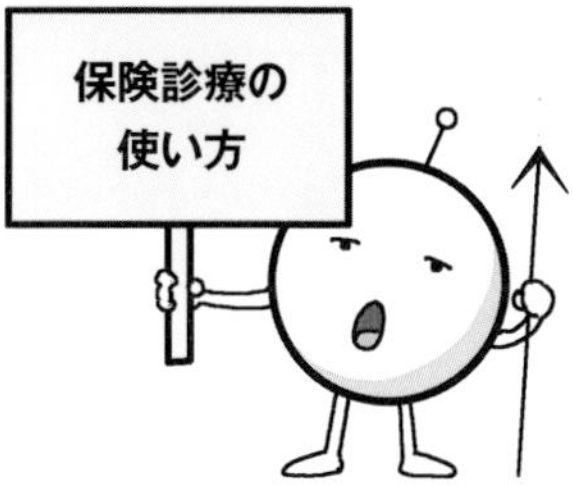

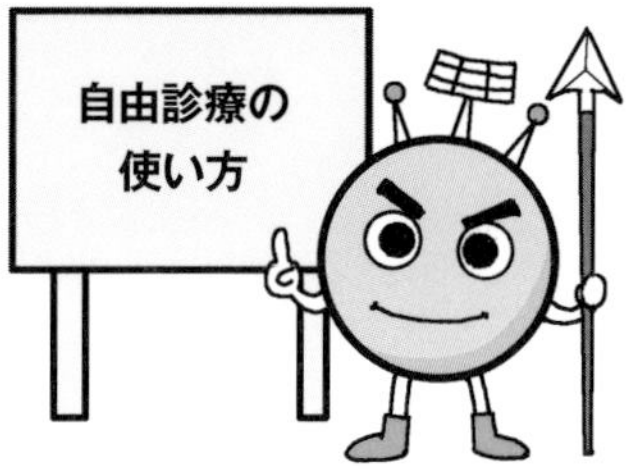

相談する内容は？

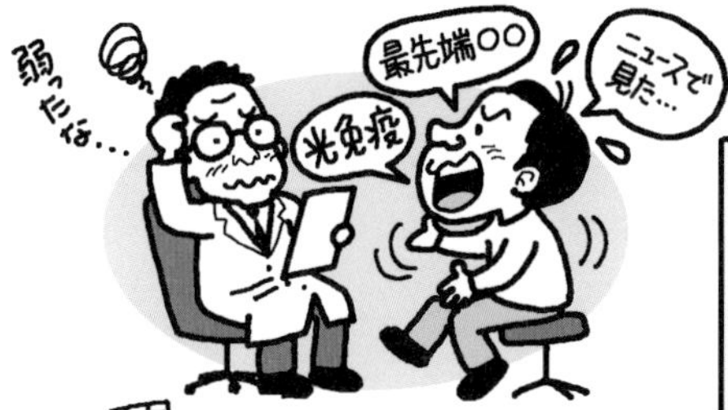

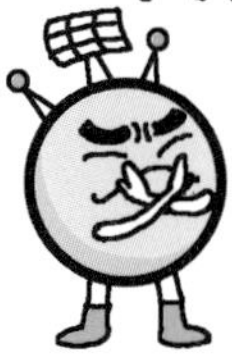

保険診療のお医者さんは、
自由診療を説明したり勧めたり
することはできません

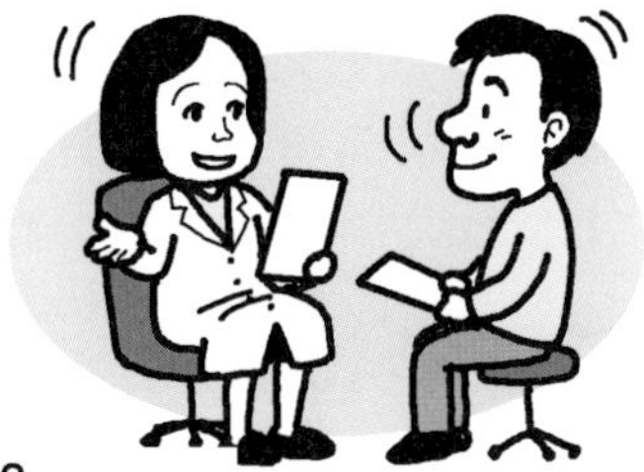

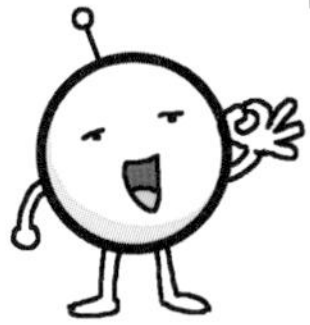

自由診療の医師には、保険
診療との組み合わせなど、
治療全般の相談ができます

治療の受け方は？

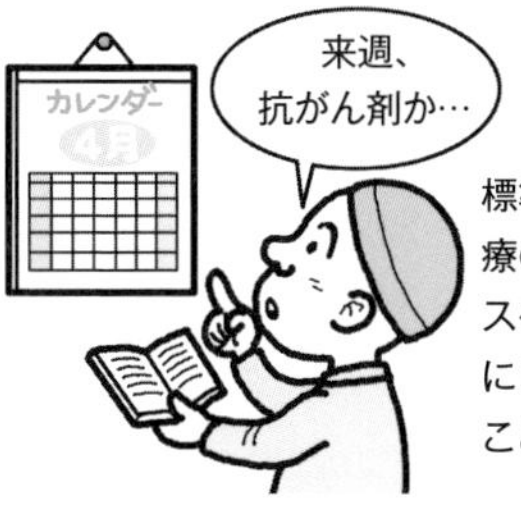

標準治療（保険診療の治療）は、
スケジュールどおり
にしっかりと受ける
ことが大前提です

そのクリニックで
しか受けられない
治療を、標準治療
をじゃましない
スケジュールで
受けます

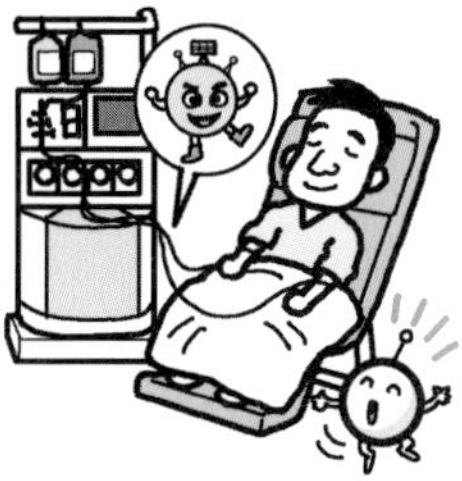

検査については？

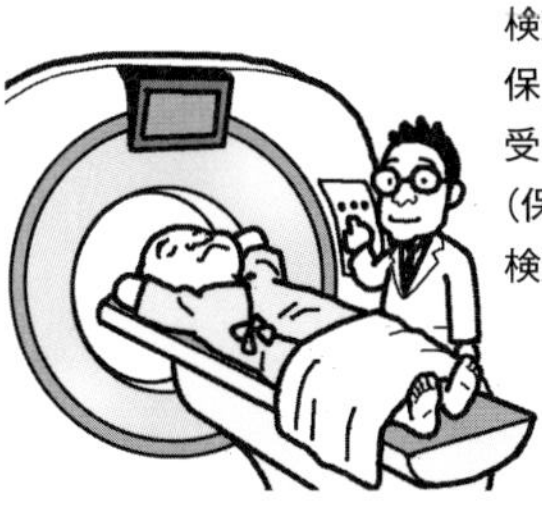

検査は基本的に
保険診療の病院で
受けてください
（保険で受けられる
検査ならすべて）

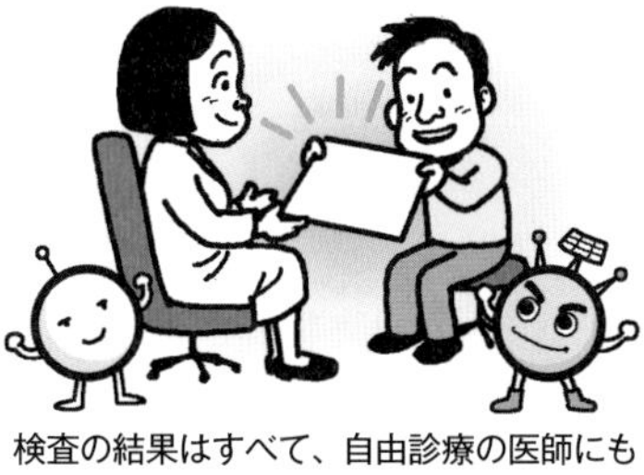

検査の結果はすべて、自由診療の医師にも
伝えてください

15 リンパ球バンクとはどういう会社？ がん患者が創ったのに なぜ株式会社なの？

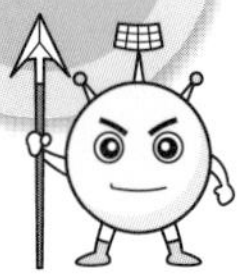

細胞培養センターを医療機関に提供する会社です

著者が代表を務めるリンパ球バンクという会社の事業は、ANK 療法を実施する医療機関向けに細胞培養センターを提供することです。主な収益源はこれだけです。ほかに、本業に付随するものとして、医療機関向けにさまざまな支援サービス業を提供しています。

また、がん患者さん向けに、がんと免疫の関係、免疫細胞の種類と性質、培養技術といった基礎的な知識や、複雑な医療制度のしくみのこともお伝えするべく、コールセンターを開設したり、セミナーを開催したりしています。

医療機関ではありませんので、患者さん個々の病状に踏み込んだ詳しい医療相談については、「お医者さんによく聞いてください」という言い方になりますが、医療機関を受診する前に必要な情報整理のお手伝いをしています。スタッフの中には、自分自身が、ANK 療法の治療を受けた者もおります。

ANK 療法を開発したのは、医師の資格も持つ大学の研究者たちでした。大学の研究部門で一般診療はできませんので、小規模な臨床試験で有効性を確認した後、大学を辞し、京都の町に診療所「東洞院クリニック」を開設しました。

当初は、唯一の ANK 療法実施医療機関でしたが、その後、全国で提携医療機関が ANK 療法を実施するようになり、今日では、リンパ球バンクの施設を利用しながら、細胞培養業務を一手に引き受け、自施設での新規患者の受け入れは行っていません。

リンパ球バンクは、がん患者が創った会社です

1994 年、完成したばかりの ANK 療法を受けた、あるがん患者がい

ました。リンパ球バンクの創業者の一人、原田光博氏です。

原田氏は大きな老舗菓子店の経営者で、1986年に起こったチェルノブイリ原発事故の直後、仕事の関係でヨーロッパに滞在していました。

オーストリアのイン川で川下りをしていたとき、原田氏は鉄砲水に襲われました。転覆したボートに乗っていた乗客のうち、原田氏を含む8名が溺れて意識を失い、その後、7名が悪性リンパ腫で他界しました。アルプスにぶつかって堆積したチェルノブイリの死の灰を飲み込んでしまい、体内被曝したと考えられています。世界中のあらゆる治療を探しても打つ手がなくなり、自身も末期の悪性リンパ腫となった原田氏が、偶然に出会ったのがANK療法でした。

ANK療法を受けて元気になった原田氏は、なぜこんな治療があるのに世の中に広く知らせないのか、なぜ、苦労をしないと治療を受けることもできないのか、と次々に疑問にぶつかります。そして、医療の状況を変える必要を痛感し、この治療を普及させる目的で、仲間を募り、リンパ球バンク株式会社を創業します。

なお、原田氏は、ANK療法受診後15年間、元気に世界を飛び回られます。その後、新たながんが見つかり、ANK療法の培養を終え、治療を開始する直前、突然、亡くなられました。子息の原田広太郎氏が遺志を継いで取締役となり、ANK療法の普及に尽力しています。

株式会社としたことにも意味がありました

原田氏らが、この治療法の普及を図るために、会社組織を選んだのには理由があります。

事業にしなければ、広く普及させることはできないからです。細胞培養センターへの設備投資も必要で、維持運営する組織を作らなければなりません。

また、2009年までは、医療機関の広告は原則禁止でした（現在は、規制緩和され、原則OKです）。過去には、ANK療法を実施する医療機関でも、ANK免疫細胞療法という看板すら掲げてはいけなかったので、治療技術の存在を告知する手段が極端に限られていました。そこで、会社が告知活動を行うしかなかったのです。

POINT

第3章のポイント

ANK療法は、延命だけではなく「完治」を目指すがん治療法です。がんの部位やタイプによる得手不得手はありません。

この免疫細胞療法は、ANK療法実施医療機関が「自由診療」で行っています。

基本的に標準治療は続け、また、効果が期待できる保険適応外の治療とも組み合わせる、集学的な「治療設計」に特徴があります。

ANK療法の受診は、「早ければ早いほど有利」です。

そして、患者さんには「治療選択の自由」が保障されており、保険診療と自由診療をかけもち受診するのも自由です。

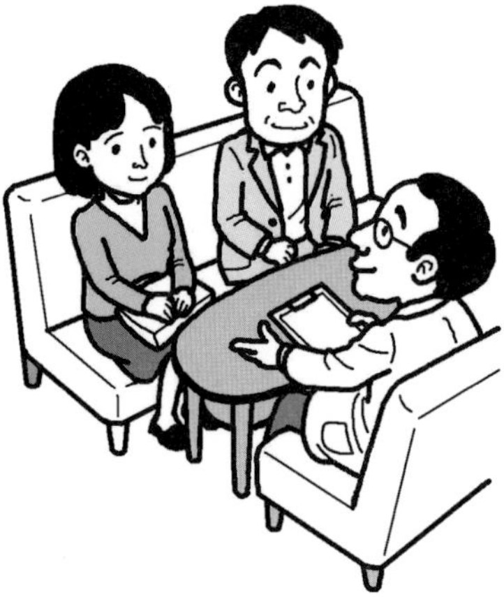

第4章

薬も免疫系が主軸
――世界標準のがん治療薬は免疫中心の時代

1

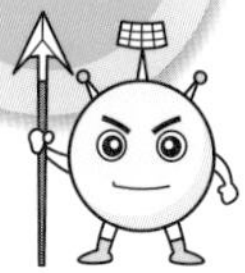

世界のがん治療は、とっくの昔から免疫中心

欧米では殺細胞剤より分子標的薬が売れている

効果の望める分子標的薬がある場合には、ANK 療法との同時併用が望ましいことを前述しました。しかし、分子標的薬にもいろいろなタイプがあります。

最近、「免疫チェックポイント阻害薬」という、広い意味での分子標的薬が登場し、注目を集めました。ところが、それに伴ってかなり誤解も広がっています。

まず「夢の新薬」のようにもてはやす声がありましたが、現在承認されている免疫チェックポイント阻害薬は、それほど切れ味がいい薬ではありません。それどころか、重篤な副作用があります。

また、「初めて有効性が確認された免疫治療」などと、とんでもないコメントを添えた記事や番組も多く目につきました。

免疫チェックポイント阻害薬の登場で、初めて免疫治療の有効性が確認されたなどというのは、大きな誤解です。

そもそも現在、欧米では免疫系の薬である分子標的薬が、従来型の抗がん剤である殺細胞剤を押しのけ、主流となっています。日本では、まだ殺細胞剤が主流であり、欧米と日本では、標準治療の中身が異なるのです。

そこへ登場した免疫チェックポイント阻害薬は、ただ名前に「免疫」という言葉が入っていたために、「あ、免疫の薬だ」と思う人が多かったのです。

分子標的薬の開発においては、ADCC 活性と呼ばれる NK 細胞の傷害効率を高める作用を持つものの開発が優先されます。世界のがん治療は、NK 細胞を中心に動いてきたのですが、ADCC 活性とか、分子標的薬と言われても、「免疫」とイメージできないだけのことです。

免疫重視の薬も副作用がないわけではない

分子標的薬にもたくさんの種類がありますが、最低限共通しているのは、「免疫にダメージを与えないで、なんらかの抗腫瘍効果を狙っていく」ということです。分子標的薬は、免疫システムの戦力を温存しながら、がん細胞になんらかの作用を及ぼす薬です。

その中でも特に重要なのは、がん細胞の増殖にブレーキをかける作用です。がん細胞であれ正常細胞であれ、細胞が増殖する際には、外部からの増殖信号を受け取って細胞分裂を始めます。多くの分子標的薬は、この増殖信号の伝達をブロックすることで、がん細胞の増殖を抑えることを狙います。

ただし、その際、正常な細胞（主に粘膜や皮膚などの上皮細胞）の増殖にもブレーキがかかるので、副作用として、下痢、あるいは皮膚が荒れるなどの副作用が出ます。

また、分子標的薬を点滴投与した後、24時間以内に過敏反応が現れることがあります。これはインフュージョンリアクションといって、軽い症状ならすぐに収まりますが、何万投与に何例かは、死亡に至ることもあります。また、発生頻度は低いものの、間質性肺炎を誘発するものもあります。

これらは、発生初期に速やかにステロイド剤の投与などを行えば、進行を食い止めることができます。

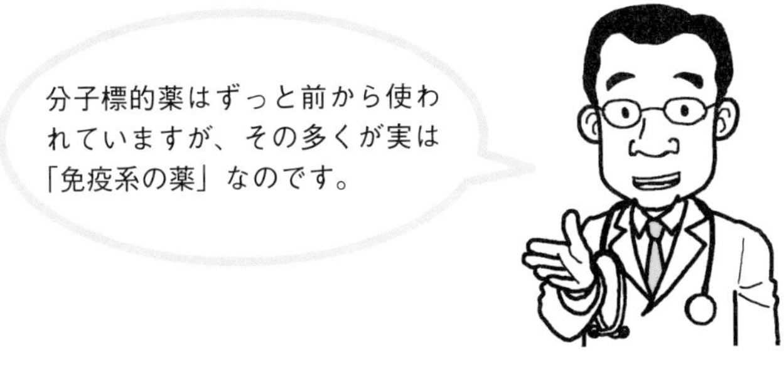

何より優先ADCC活性 ～NK細胞を手伝え～

NK 細胞のがん攻撃力を高める

分子標的薬を開発する際、最も優先的に考慮されるのが、ADCC 活性（抗体依存性細胞傷害活性）と呼ばれる作用です。

これは、体内の NK 細胞が「がん細胞を攻撃する効率」を高める働きを意味しています。

薬でがん細胞を攻撃すると、正常細胞にもダメージが及ぶことが避けられません。そのため、新しいタイプのがん治療薬は、一歩下がって、直接がん細胞を殺すことはあきらめ、がん細胞（と一部の正常細胞）の増殖にブレーキをかけるだけにしたのです。

つまり、免疫システムの戦力を温存し、可能な限り ADCC 活性を持たせた薬で NK 細胞の攻撃効率を高める。それによって、がんの殲滅を図る、という発想に切り替わっているのです。

何より優先されるとはいえ、ADCC 活性を持つ薬の候補を見つけるのは容易ではありませんから、ADCC 活性を持たない分子標的薬もたくさん開発されてきました。しかし、開発の初期段階では、可能な限り ADCC 活性を持つ素材が探索されます。

今や、免疫系の薬、特に「NK 細胞が主役」という前提で開発される薬剤が、がん治療の世界標準になっているのです。

分子標的薬⊃抗体医薬品⊃ ADCC 抗体

ADCC 活性を持つ薬とはどういうものかについて、もう少し説明を加えておきましょう。

分子標的薬という名前は、細胞が持っている特定の「分子」を「標的」とすることに由来します。

分子標的薬のうち、抗体から作られる薬が「抗体医薬品」で、その中でも、ADCC 活性を持つものは特に「ADCC 抗体」と呼ばれます。

ADCC 抗体にしても、分子標的薬にしても、名前に「免疫」という文字は入っていません。そのため、これが免疫系の薬だとは気づいていなかった人が多いだけのことなのです。

ちなみに、次世代免疫チェックポイント阻害薬には、ADCC 抗体がいくつもあります。

ADCC 抗体の作用

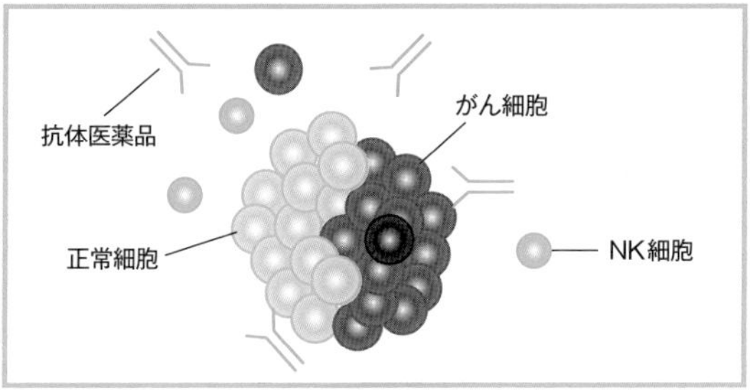

①細胞の持つ標的に結合

抗体医薬品は、主に細胞の表面にある標的に結合します。相手ががん細胞か正常細胞かは問いません。

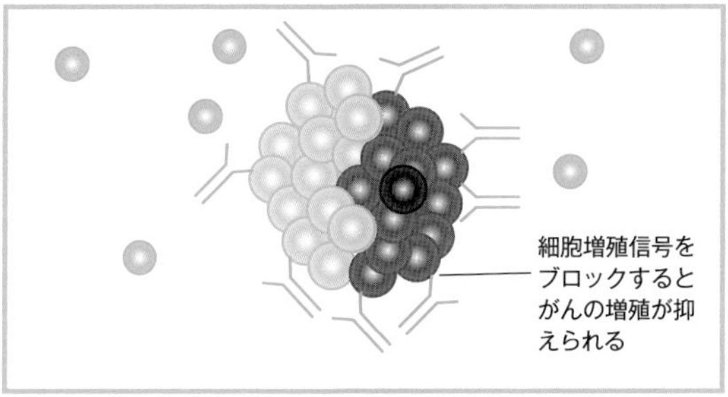

②細胞の増殖を抑える

細胞増殖信号をブロックして、細胞の増殖を抑制するのが主な作用。薬で細胞を殺す設計にはなっていません（免疫はダメージを受けません）。

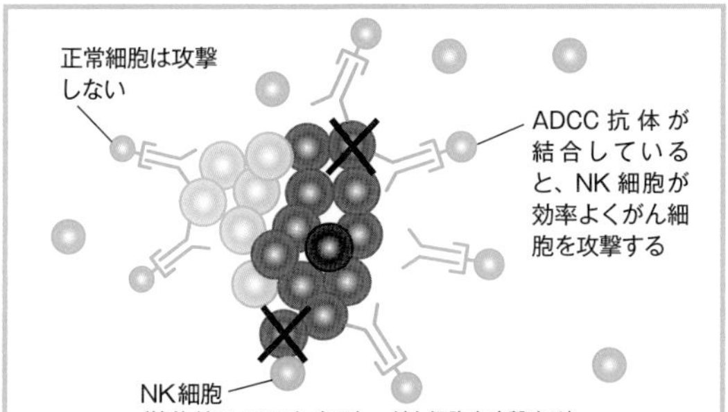

③ NK 細胞にがんを攻撃させる

ADCC 抗体は、NK 細胞を引き寄せて、効率よくがん細胞を攻撃させるのが特徴です。

3

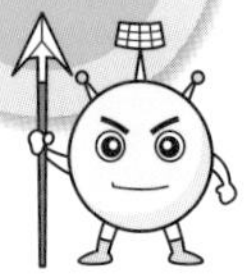

夢の新薬？ それは言い過ぎ「免疫チェックポイント阻害薬」

免疫抑制をリセットしてNK細胞が目覚めればよいが……

がんは免疫の病気です。がんが進行している患者さんの体内ではNK細胞の活性が極端に下がっています。そこへ、インターロイキン2（IL2）のように免疫を刺激しNK細胞を活性化させる物質を大量に投与すれば、体の中のがん細胞を一掃できることはわかっているのです。

1980年代、大量生産されるようになったIL2やインターフェロンを体内に投与する「サイトカイン療法」が、新しいがん治療として脚光を浴びます。ところが、大量投与による副作用が激しすぎて亡くなる方も続出してしまいます。結局、「夢の新薬」と大騒ぎされたIL2をはじめとする免疫刺激物質も、安全性を考慮して投与量が抑えられ、「そこそこの役割を持つ薬」という位置に落ち着くことになりました。

では、免疫を刺激する物質ではなく、体内で免疫を抑制している物質の働きを抑えるような薬を投与したら、どうなるでしょうか。結果として免疫抑制を弱めることができれば、眠ったような状態になっているNK細胞が目覚めるはずです。そこで例えば、NK細胞の活性を低下させる強力な免疫抑制物質TGF-βの作用を封じ込める薬などが開発されてきました。

しかし、これも副作用が激し過ぎて実用化には至りません。うまくNK細胞だけが目覚めてくれればいいのですが、そう単純ではありませんでした。免疫抑制をリセットしようとすると、NK細胞以外の余計な免疫細胞まで過剰に活性化し、正常細胞をも攻撃してしまうのです。

免疫抑制信号をブロックして免疫を目覚めさせる薬

それでも、悪性黒色腫の患者さんの3割ほどに延命効果を示した薬が、2014年に承認されました。やはり一部メディアで「夢の新薬」ともてはやされた免疫チェックポイント阻害薬、ニボルマブ（商品名：オプジーボ）です。

免疫チェックポイント阻害薬も、抗体医薬品に分類される分子標的薬の一種で、特定の免疫抑制信号をブロックすることで免疫細胞を目覚めさせようとします。ニボルマブの場合は、T細胞の表面にあるPD-1という免疫チェックポイントにくっついて、免疫抑制信号を阻害（じゃま）するのです。

ただ残念ながら、これまでに登場した免疫チェックポイント阻害薬では、NK細胞はそれほど目覚めてくれません。NK細胞の活性化作用を期待するなら、次世代の新薬を待つ必要があります。

第1世代のニボルマブなどは、主にT細胞を目覚めさせるものだったのに対し、現在開発中の免疫チェックポイント阻害薬には、NK細胞もターゲットに含めた「改良品」が目白押しです。例えば、ADCC活性を利用してNK細胞の活性化を促す仕掛けを施した薬や、TGF-βの働きを弱めることでNK細胞をいくらか目覚めさせようとしているものなどがあります。

T細胞を目覚めさせるだけでは、どうしても限界が

T細胞は、大半ががん細胞を攻撃するタイプではなく、しかも正常細胞を攻撃してしまうものも多く含まれています。現在の免疫チェックポイント阻害薬はこれらを漠然と一度に活性化させるため、一部のがん細胞を攻撃するものの、正常細胞もさかんに攻撃してしまいます。

ニボルマブによる延命効果が認められた悪性黒色腫は、非常に目立ちやすい信号を出すがんで、T細胞にとって比較的攻撃しやすい標的です。しかし、それでも効果が見られるのは全体の3割程度、同様に非小細胞肺がんや腎がんで1割程度です。それ以外の部位の多くのがんでは、ほとんど効果が見られません。

ニボルマブの作用を、メディアなどは次のように説明しています。

「がん細胞は、免疫細胞の攻撃を回避するためPD-L1という抑制信号物質を細胞表面に突き出します。それがT細胞の表面にあるレセプター、すなわち免疫チェックポイントPD-1に結合すると、T細胞に抑制信号が入り、がん細胞を攻撃しなくなります。そこでT細胞のPD-1ががん細胞のPD-L1と結合しないように妨害してやると、抑制信号が入らなくなって目覚めたT細胞ががん細胞を攻撃するのです。」

この説明だと、あたかもPD-L1ががん細胞の「発明品」のように聞こえます。しかし実際には、PD-L1は一部の正常細胞が普段から使っている細胞表面物質です。T細胞は自分自身の重要な組織をしばしば攻撃してしまうため、攻撃を受けやすい重要組織の細胞は、「T細胞よけ」にPD-L1を多く発現する傾向があるのです。

正常組織がT細胞の攻撃を受けることにより、自己免疫疾患と呼ばれるさまざまな病気が発生します。また、心臓や血管、筋肉や関節、神経、呼吸器や腎臓、インスリン産生細胞などが、T細胞による攻撃で徐々にダメージを受け、現代人の主要な死因となるさまざまな慢性疾患に進展するという考え方があります。

T細胞の攻撃を受けやすい組織のうち、心臓や筋肉などはがん化しませんが、悪性黒色腫は、神経細胞をルーツとする黒い色素を作る細胞ががん化したものです。また、肺と腎臓の細胞はがん化することも多く、その際、PD-L1を持ったままがんになることがあるため、ニボルマブなどが効く可能性があるわけです。反面このような薬剤でPD-L1を無効化された組織はT細胞の攻撃にさらされます。その結果、ニボルマブには心筋炎、重症筋無力症、間質性肺炎、腎障害、1型糖尿病といった、命に関わる重篤な疾患や治療中のショック症状などが副作用として伴うのです。

それ以外の部位はそれほど自己免疫の攻撃対象にならないため、PD-L1の発現頻度も低く、がん化してもPD-L1をあまり持たないがんになる可能性が高いことから、ニボルマブのような薬はほとんど効果がないようです。

問題は副作用の激しさで、その克服が課題です

これまでのさまざまな新薬と同様、免疫チェックポイント阻害薬も、時間が経つにつれて、それなりの評価に落ち着いていくでしょう。

これまでのところ、この薬は主に抗がん剤が効かなくなった患者さんに、さらに何カ月か延命していただく目的で投与されています。まれに腫瘍が縮小する著効例が出ますが、基本的にがんを消し去るものではなく、現状をしばらく維持することが目的です。

一方、命にかかわる重大な自己免疫疾患がかなりの高頻度で発症し、1割程度の患者さんがその進行で亡くなっておられるようです。がんの進行、

抗がん剤の副作用、自己免疫疾患が重なるため、何が死亡原因なのかは判別が難しく、正確な数字はわかりにくいとお考えください。

理論上、このタイプの薬を早期がんの人に投与すると、自己免疫疾患が発症する頻度ははるかに高くなると懸念されます。

NK 細胞にも働きかける次世代の免疫チェックポイント阻害薬が開発中であることは前述しましたが、既存の免疫チェックポイント阻害薬についても「使い方」の改良が工夫されています。効果を発揮しやすい患者さんを選ぶこと、副作用の発症を早期に見つけ、すぐに対応することなどです。こうした工夫を経て奏効率を高め、副作用を抑えていけば、有効性と副作用のバランスが現在よりも改善されていきます。

マスメディアは、登場したての新薬を大騒ぎして持ち上げるのが常ですが、新薬は、使われ始めたばかりで評価が定まっていないのです。むやみに使えば何が起こるかわかりません。

そのような現実も冷静に見据え、「使いこなされた薬でどこまでやれるのか」を見極めていくのが、現実的ながん治療設計です。

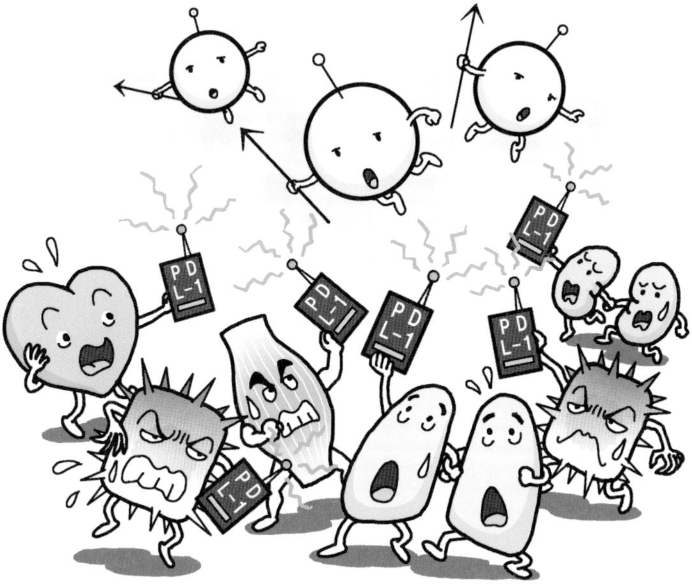

T 細胞は暴走すると正常細胞をも攻撃するので、心臓、筋肉、肺、腎臓などは T 細胞の攻撃を抑制する「PD-L1」という信号物質を持つことがあり、一部が「PD-L1」を持ったままがん化することがあります。

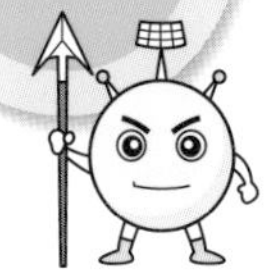

4 どう工夫しても、薬だけでは限界がある

体のしくみはそんなに単純ではない

薬で都合よく免疫抑制をリセットしたり、十分に免疫力を高めたりできれば理想的です。しかし、現実はそううまくいきません。

体の中は複雑なのです。

ひとつの物質を投与することで、がん細胞だけが一掃され、正常細胞は傷つかないという「夢の新薬」は、これまで無数に研究されてきました。そして、結局「夢」で終わっています。

がん細胞に特異的な物質（正常細胞には存在しない、がん細胞特有の物質）が存在しない以上　がん細胞だけを狙い撃ちして殺せる薬は、開発不可能なのです。実際、ひとつも存在しません。

結局、　薬で　がんは　治らない　のです。

現実的には、少しでもなんらかの効果を発揮できるか。それが薬の使命であり、限界でもあります。

右の表にまとめたがん治療薬のうち、最も使い勝手のよいものはADCC活性を持つ分子標的薬で、体内のNK活性がある程度残っていた場合は、劇的な著効を示すことがあります。

ところが、多くのがん患者さんのNK活性は、強い免疫抑制によって極端に下がっており、薬のADCC活性だけでは、多くの場合、顕著な効果を発揮するレベルまで届きません。

つまり、「単独で進行がんを征圧できる薬は存在しない」、「薬は補助的に使うもの」ということです。

体の中のしくみは非常に複雑です。体の中に薬を投与するだけで、人間様の都合どおりに、自由自在に免疫システムを操ることは、とうてい不可能です。

やはり、体の外にNK細胞を採り出し、体内よりはるかにシンプルな「見える」環境のもとで、戦力化して体に戻してやる免疫細胞療法が、最も現実的な免疫治療なのです。

がん治療薬のタイプと役割

種　類	特　徴	免疫細胞療法との併用
殺細胞剤	・増殖の活発ながん細胞と正常細胞を傷害する ・勢いの強いがんに有効 ・生き残るがん細胞がやがて反撃してくる（薬剤耐性） ・免疫細胞は、がん細胞より先にやられるため、がん細胞は暴れ放題になる	ＡＮＫ療法とは時期をずらして使用
分子標的薬	・がん細胞を殺すことはない、正常細胞も殺さない ・がん細胞と正常な上皮細胞の増殖にブレーキをかける（血管の新生にブレーキをかけるタイプもある） ・免疫にダメージを与えない ・ＡＤＣＣ活性があるものは、ＮＫ細胞の攻撃効率を高める	ＡＮＫ療法と同時併用できるものが多い
免疫チェックポイント阻害薬	・免疫細胞に対する免疫抑制信号をブロックし、結果的に免疫細胞を活性化させる ・今のところ、ＮＫ細胞に好影響はなく、Ｔ細胞を漠然と活性化しているだけ ・がんを攻撃する切れ味に乏しく、正常細胞も傷害される。今後の改良に期待	ＡＮＫ療法との併用には適さない
ホルモン療法剤	・がんの増殖にブレーキをかけるが、殺すことはない ・がんの増殖を促すホルモンの作用を抑制 ・やがて効果がなくなる ・免疫にはダメージがない	ＡＮＫ療法と同時併用できる

5 日本で初めて保険適応になった免疫細胞療法「CAR-T 療法」

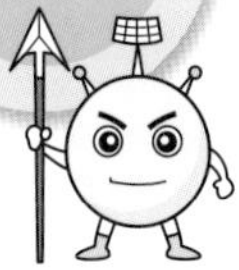

遺伝子改変した特殊な T 細胞が用いられる

2019 年 5 月 22 日、遺伝子改変 T 細胞療法チサゲンレクルユーセル（商品名キムリア）が薬価収載となりました。日本で初めて免疫細胞療法が健康保険適応になったのです。患者さんの体内からリンパ球を採り出して用いますが、そのうちの T 細胞に遺伝子改変を行い、増殖させてから患者さんの体内に点滴で戻します。「CAR-T 療法」と呼ばれます。

この免疫細胞療法、T 細胞の遺伝子をわざわざ改変していますが、その理由はどこにあったのでしょうか。

すでにおわかりと思いますが、T 細胞は、NK 細胞のようにがん細胞を認識できるわけではありません。また、条件が揃ったときにキラー T 細胞のさらにごく一部ががん細胞を傷害しますが、キラー T 細胞は基本的には免疫抑制系の細胞です。かつてキラー T 細胞は、サプレッサー T 細胞（抑制型 T 細胞）と呼ばれていたこともあります。T 細胞をそのまま漠然と増やしても、ほとんどがん治療の役には立たないのです。

そのため CAR-T 療法では、2 つの遺伝子改変が施されています。

まずチサゲンレクルユーセルは、一部の細胞が自らの表面に発現している「CD19」という物質を標的として認識し、攻撃するように遺伝子を改変されました。この細胞表面物質 CD19 は、抗体を作る B 細胞という免疫細胞がよく発現しています。そこで遺伝子改変 T 細胞が、B 細胞が変異したがん細胞を攻撃する治療薬として開発され、狭い条件付きながら保険適応となったのです。

さらにキラー T 細胞（最近は CTL と言います）は免疫抑制系の細胞ですから、強い免疫抑制がかかっているがん患者さんの体内では、あっという間に眠ってしまいます。そこでチサゲンレクルユーセルには、体内で継続的に強い免疫刺激を発動するような遺伝子改変も加えられています。

応用は広がっていく？　がん治療の主流になる？

では今後、CAR-T療法の応用はさらに広がっていくのでしょうか。将来的にがん治療の主流になるのでしょうか？

それは現実的に考えにくいでしょう。T細胞を使う免疫治療に限界があることは、免疫チェックポイント阻害薬をめぐっても説明しました。CAR-T療法の遺伝子改変T細胞も、やはり都合よくがん細胞だけを攻撃することはできず、深刻な副作用の問題を抱えています。

チサゲンレクルユーセルが標的としているCD19は、がん化したB細胞だけでなく、正常なB細胞にも共通に発現しています。そのためCAR-T療法は、正常なB細胞の多くも攻撃し殺します。結果として、抗体を作る免疫細胞が減り、感染症にかかるリスクが高くなってしまうのです。

また、免疫刺激がかかり過ぎると、全身に過剰な炎症反応が起こる「サイトカイン放出症候群」のリスクもあります。この問題に対して、免疫抑制をかける遺伝子改変も加え、ある薬剤を投与したときにだけその遺伝子が働くようにしておいて、患者さんの状態を見ながらブレーキをかけて免疫刺激レベルを調節する技術が研究されています。

実際に使える患者さんは極めて少数、値段は「超」高額

この免疫細胞療法の対象となる患者さんは、承認時点で国内に概ね200人程度です。承認申請が先行した米国では適応範囲がもっと拡大されていますが、CD19を発現していないがんに適応となることはありません。

実際にどの程度効果が出るかは論文に書かれていますが、大雑把に7～8割ぐらいの患者さんは寛解するとお考えください。ただし、3～4割程度は1年以内に再燃します。その後どうなるかは今後のフォローが必要ですが、原理的に考えれば、がん細胞を全滅させることは難しいでしょう。がん細胞は多様で、同じ患者さんでもCD19をあまり発現しないがん細胞も混じっていると考えられるからです。

そして費用は、米国で47万5000ドル、ざっと5000万円ほどかかり、副作用の治療費が5000万～1億円と言われています。日本での薬価は1回の点滴で3300万円。副作用の治療に用いる他の薬剤がこれに加わります。

物凄く高い治療だと思われるかもしれませんが、健康保険を使おうとすればこうなるのです。莫大な開発費と申請費用がかかり、そのうえに原価や販売コスト、さらに収益を乗せるからです。培養原価だけでこんなにコストがかかるわけではなく、何といっても申請費用が莫大なのです。ちなみにチサゲンレクルユーセルの承認申請をしたグループの本社は、日本には存在しない「メガファーマ」と呼ばれる巨大医薬品メーカーの１つです。

CAR-T 療法と ANK 療法はどう違う？

CAR-T 療法も免疫細胞療法とはいえ、標的物質を見つけたら見境なく攻撃してしまうため、がんだけを攻撃できる ANK 療法とは全く別物です。

そもそも、がん細胞に特有の物質が何か存在するならば、その物質を標的にする抗体医薬品が特効薬となるはずでした。しかし、そんな特異物質も、都合のよい特効薬もいまだ存在しません。

実際には、固形がんの多くが発現する HER2 や EGFR などを標的に抗体医薬品が数多く実用化されています。これらの標的物質は正常細胞にもたくさん発現するものであり、抗体だけでは標的細胞は傷害されません。

ただし、医薬品として選ばれた特殊な抗体は NK 細胞とも結合する能力を持ち、NK 細胞のがん攻撃能力を増強するのです。NK 細胞は、抗体が結合していても相手が正常細胞なら攻撃しません。

ちなみに、CAR-T 療法の実用化に先立ち、CD19 を標的とする抗体医薬品の開発が断念されています。細胞表面の抗原である CD19 に CD19 抗体が結合すると、途端に結合したまま細胞内に取り込まれてしまい（エンドサイトーシスという現象です)、薬が作用する間がないのです。CAR-T 療法の標的は、抗体医薬品の標的として候補に挙がった物質の中から、エンドサイトーシスなどを理由に断念されたものに限られるのです。

また、研究レベルでは HER2 や EGFR を狙う CAR-T 療法の実験も繰り返されてきましたが、CAR-T 療法は固形がんをほとんど攻撃しません。NK 細胞が大量の「糊」を分泌してヌメヌメと固形がんの内部まで侵入していくのに対して、T 細胞はそれほど「糊」を出さないので、強固な固形がんには跳ね返されるのではないかという説があります。

また、ANK 法で活性を高めた NK 細胞を患者さんの体内に戻してがん細胞を攻撃させても、投与量を制御すればCAR-T療法のようにサイトカイン放出症候群が起こるリスクはありません。

体内に投与されたNK細胞は、がん細胞に遭遇すると、大量のサイトカインを放出して他の免疫細胞の活性化を促しますが、後から駆けつけるNK-T細胞、γδT細胞、CTLなどは基本的に免疫抑制系の細胞です。NK細胞ががん細胞を攻撃し続けている間は、その免疫刺激が圧倒しますが、がん細胞が減ってNK細胞と接触しなくなると、徐々に免疫刺激信号が弱まり、他の免疫細胞が出す免疫抑制信号のほうが優勢になります。自然の免疫反応は巧妙に制御され、野生のNK細胞を用いれば安全なのです。

実は私たちも、手術前にANK療法を申し込まれた患者さんに、T細胞による免疫細胞療法を無料で提供することがあります。その際は、本当に患者さんの体内にいたがん細胞を攻撃するキラーT細胞だけを増殖させるのです。この免疫細胞療法をCTL療法と呼んでいます。

事前に病院に送る専用液が入った容器に、手術で取った腫瘍の一部を生きたまま移して、私どもへ送っていただきます。この生きたがん細胞に、ごくわずかなキラーT細胞が実際に群がり傷害することを顕微鏡で確認後、そのキラーT細胞集団だけを培養し、点滴で体内に戻すのです。

ところが、これだけ手間をかけて育てたCTL集団でも、がん患者さんの体内では、あっという間に眠ってしまいます。そこで、強力な免疫刺激をかけるANK細胞と一緒に点滴する必要があるのです。

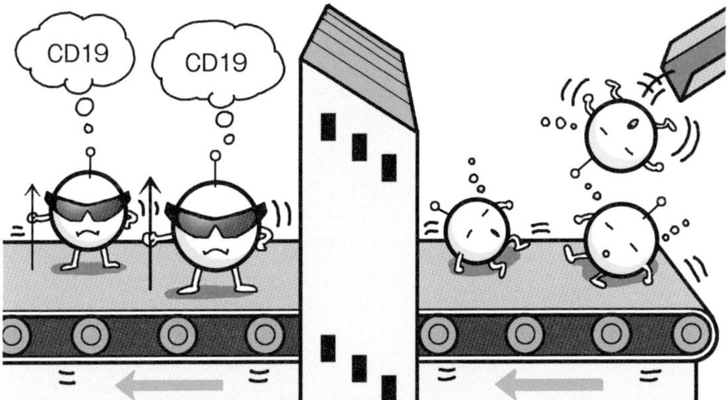

B細胞上の「CD19」を標的として認識・攻撃するように「改造」したT細胞が用いられる

6

リンパ球バンクが提供している免疫細胞療法

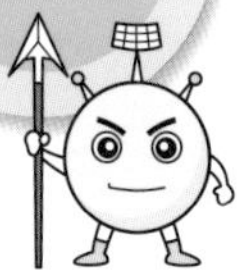

実際にがんを殺す細胞でなければ無意味

再発・転移のおそれがあるがんに立ち向かう際、免疫の力を無視することはできません。ただし、世界標準となっている免疫系の薬をもってしても、それだけではどうしても限界があります。免疫細胞療法が、最も現実的かつ理にかなった免疫治療だということです。

現在、国内で実施されている免疫細胞療法の中で、ほかでは実施できない独自技術と呼べるものは「ANK 療法」だけです。広く一般に行われている免疫細胞療法なら、技術的にはどこでも行えます。

ANK 療法実施医療機関は、リンパ球バンクという会社により細胞培養センターの提供を受けています。

リンパ球バンクには、ほかの免疫細胞療法で使われているすべての細胞培養を実施する技術もあります。しかし、わざわざ費用をかけて免疫細胞を体外培養し、体に戻す治療を行うのであれば、NK 細胞以外は、あまり意味はありません。

右の表には、リンパ球バンクが提供可能な免疫細胞が挙げられています。さまざまな免疫細胞があるようですが、実質的に治療に使えるのはNK 細胞と、条件が合う場合のCTL のみだといえます。

ANK 療法を有償で提供し、補助的にCTL を(原則)無償で提供すれば、国内で、どんな医療機関が標榜している免疫細胞療法に使われる細胞も、すべてカバーすることになります。

樹状細胞療法やがんワクチンは、体内でのCTL の誘導を目的としていますが、実際に、がん細胞を攻撃することは確認できません。一方、リンパ球バンクが、ANK 療法を受ける前提で無償提供(*)しているCTL は、実際にがん細胞を攻撃した細胞を選択的に大量増殖したものです。

＊培養費は無料ですが、若干の付帯費用が発生することがあります。

リンパ球バンクで培養できる免疫細胞

種　類	特　徴	提供の有無
ＮＫ細胞	・がん免疫の主役 ・活性が高ければ、どんながん細胞でも認識し、強力に殺傷する	「ＡＮＫ療法」として医療機関に提供する培養センター内で実施中（有償提供）
ＣＴＬ	・感染症免疫の主要な担い手で、がん免疫では脇役 ・Ｔ細胞のごく一部が、特定の目印（標的物質）を持つ細胞を攻撃 ・患者さんの体内から採り出したがん細胞を傷害することを顕微鏡下で確認したうえで、大量増殖させる	ＡＮＫ療法を受ける患者さんを対象に、所定の条件をクリアできる場合に実施（ほぼ無償提供）
樹状細胞	・感染症防御が本職であり、がん細胞には反応が鈍い ・培養は簡単で、学生実験でも培養可能、研究材料として便利	現在、応用方法について研究中（提供なし）
ＮＫ-Ｔ細胞	・活性が高ければ、がん細胞を攻撃する。 ・ＮＫ細胞より攻撃力がはるかに劣り、免疫刺激能力がないため、免疫抑制が強い患者さんの体内に戻すと、すぐに活動しなくなる ・ぜんそくの原因になることが知られている	治療に用いる意味がないので、実用化は見送り（提供なし）
γδＴ細胞	・活性が高ければ、がん細胞を攻撃する。 ・ＮＫ細胞より攻撃力がはるかに劣り、免疫刺激能力がないため、免疫抑制が強い患者さんの体内に戻すと、すぐに活動しなくなる ・リューマチの原因になることが知られている	治療に用いる意味がないので、実用化は見送り（提供なし）

＊ＮＫ細胞以外は、いずれの免疫細胞も免疫刺激能力が弱く、患者さんの体内に単独で戻しても活動しません。

POINT

第4章のポイント

欧米では、1990年代に登場し始めた免疫系のがん治療薬である分子標的薬が、今日では、従来の抗がん剤よりも多用され、主流になっています。

分子標的薬の開発段階では、体内のがん細胞を狙い撃ちできる唯一の存在であるNK細胞の傷害活性を高めるADCC活性を持つものが優先的に探索されます。

世界標準の分子標的薬ですが、日本では、ごく一部の部位のがんしか保険適応にならず、自由診療でなければ、一部しか使えません。

最近話題になった「免疫チェックポイント阻害薬」は、決して初めての免疫系がん治療薬ではありません。複雑な免疫抑制信号のごく一部を弱めるもので、効果を発揮するがんは限られます。また、T細胞を漠然と活性化するので正常細胞も攻撃され、重い自己免疫疾患が発生するリスクがあります。自由診療での処方には向いていません。

体内のしくみは複雑なので、薬だけでがんを狙い撃ったり、免疫細胞を本格動員したりすることはできません。

シンプルな環境である体外で、確実に、がん退治の本命NK細胞を戦力化することが、現状、最も理にかなっています。

解説・巻末資料

1 感染症免疫と腫瘍免疫は別のシステム

「がんワクチン」という不思議なもの

同じ「免疫」といっても、感染症と戦う免疫と、がんと闘う免疫は、まったく別物です。

がん免疫治療にまつわる多くの誤解は、感染症免疫とがん免疫の混同に端を発しています。

例えば、がんワクチンです。

ワクチンというものは、そもそも感染症を予防するために用います。しかも、すでにかかってしまった感染症の「治療」には使えません。

それなのに、がんの治療に「ワクチン」という、よくわからないものが蔓延します。

それが理にかなっていると言えるのでしょうか。

免疫細胞というと、よく名前を聞き、いちばんよく知られてもいるのがＴ細胞です。なにせ培養が簡単で、あっという間に大量増殖します。学生実験の材料としても最適なので、どこの大学でも広く研究に使ってきました。

このＴ細胞、実は感染症免疫で重要な役割を果たしており、特にウイルス感染との戦いにおいては最前線の主力を担います。

がんワクチンは、このＴ細胞を動かそうともくろむものです。

感染症免疫の司令塔にがんを治させる？

がんワクチンには、ペプチドワクチン、樹状細胞ワクチンの別がありますが、いずれにしても、樹状細胞に「がん情報」を認識させ、その目印を攻撃するCTLを、体内で誘導させると称しています。

すでにおわかりのように、T 細胞の一部が CTL です。

樹状細胞は、異常なウイルス感染を察知すると、ほかの免疫細胞にその情報を伝え、ウイルス感染細胞を攻撃、排除する CTL を大量に作らせます。

また、CTL の中のごく一部は、特定のがん細胞が、たまたま自分の標的物質を発現していれば、それを目印に攻撃することがあります。

しかし、感染症免疫の指令塔である樹状細胞が、がん免疫においても指令塔としてふるまい、CTL を誘導すると思ったら錯覚です。感染症免疫は、体に害をなす「外敵」を排除するもの。「本人」であるがん細胞に対しては、反応が鈍いのです。

がん細胞は、もともと「本人の細胞」で、外敵ではありません。

最初から本物のがん細胞が体内に存在するのですから、人工的ながん情報と称するものを、後からワクチンとして体に投与することに何の意味があるのでしょうか。

強いて言えば、インフルエンザに感染してから予防ワクチンを打つようなものですが、それ以前に、「本人」の情報を樹状細胞に伝えても、ほとんど意味はありません。

ワクチンは、「外敵」であるウイルスだから意味があるのです。

すべての誤解はネズミでの実験から始まった

マウス、ラットなどのネズミは、実験用動物としておなじみです。

まさか、気軽に人体実験はできないわけですから、人間は、がんの研究も、なんとかネズミでやろうと考えます。

ところが、ネズミは滅多にがんにならない動物なのです。

がんにならないのでは実験できません。そこで研究者たちは、ヒトのがん細胞をネズミに植えてみました。すると、がん細胞はたちどころにやられてしまいます。

このとき、ネズミの T 細胞が、ヒトがん細胞退治に大活躍します。

そこで、T細胞が成熟しない「ヌードマウス」が登場します。

このネズミにヒトがん細胞を注入すると、がん細胞はなんとか生き延びますが、あまり転移はしません（たまに転移することもあります）。

こういう実験用のネズミを使って研究が繰り返され、毎週のように「夢のがん治療」のニュースがメディアを駆け巡ります。しかし、がんで亡くなる人は増え続けてきました。

メディアをにぎわす夢のがん治療は、あくまで「がんネズミを治した」という話に過ぎないのです。ネズミのがんが治ったとしても、そのまま人間のがん治療に使えるわけでないのは当然です。

人間は、こうしたことを延々と数十年も続けてきたわけですが、いつしか意識の中に、T細胞ががん退治の主役であるかのような錯覚が刷り込まれ、常識として定着していきます。

ネズミのT細胞がヒトのがん細胞を殺すわけ

さて、ここで問題です。

なぜ、ネズミのT細胞は、ヒトのがん細胞を攻撃するのでしょうか。

「がん細胞だから」でしょうか？

おそらく、それは関係ありません。ネズミのT細胞は、ただ自分にとって異物であるヒトの細胞だから攻撃するのです。

外敵の侵入に備えているT細胞にとって、ヒトの細胞が入ってくれば排除するのは当たり前です。

あなた自身、ご自分の体にネズミの細胞を注射されたらどう感じるでしょうか。

「絶対、イヤ！」ですよね。

体も、そういう拒絶反応をするはずです。

その際、ネズミの細胞が、がん細胞なのか、正常細胞なのか、そんな些細なことに何か意味があるでしょうか。

関係ないですよね。

こんな当たり前のことも、同じ研究を永年続けているうちに、マヒしてしまいがちなのかもしれません。そしていつしか、T 細胞ががん細胞を攻撃する主役だと思ってしまう人が増えてくるのです。

がん治療が難しいのは自分の細胞だから

がん治療が困難な理由のひとつは、がん細胞が、膨大な正常細胞の大集団の中に潜んでいることです。

しかも、本人のがん細胞が、本人の正常細胞の中に紛れているから厄介なのです。

もし他者のがん細胞を体に注射したなら、T 細胞は容易に「異物」として排除してしまうでしょう。しかし、体内で生じたがん細胞は、自分自身の正常な細胞と、ほぼ同じ物質でできており、違いを見分けるのは非常に大変です。

がん患者さんの治療と、がんネズミを治すのとでは、難易度に次元が違うほどの差があるのです。

ともかく、がん治療のニュースを見たとき、それが「がんネズミが元気になった」という話だったら、即座に忘れてください。

それは、ご自身の治療にはまったく役に立たない情報です。

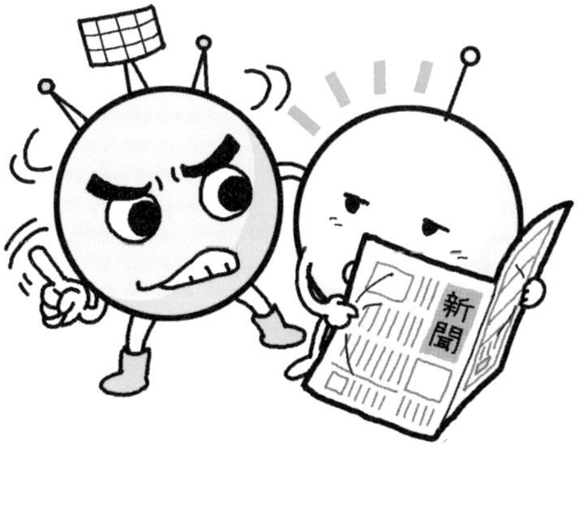

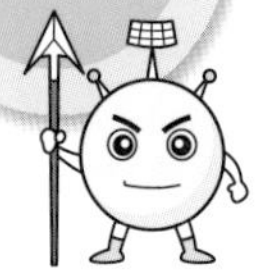

2 がん退治のダントツの主役は NK細胞

IL2 を投与すると動く、がん免疫の主役

T 細胞が成熟しないようにしたヌードマウスに、ヒトがん細胞を植えつけると、なんとか「がんネズミ」にすることができます。

しかし、そのネズミに免疫刺激物質インターロイキン 2（IL2）を注射すると、たちどころにがんが治ってしまいます。

ヌードマウスの体内では、T 細胞はまともに機能していないはずです。では、がん細胞はなぜ排除されるのでしょうか。

それは、NK 細胞が　いる　からです。

がんネズミに免疫刺激物質を注射して NK 細胞を軽く目覚めさせれば、あっという間に、がん細胞を退治します。

では、T 細胞だけでなく、NK 細胞もつぶして「ヌードマウス改」を作れば、重篤な進行がんネズミができるのでしょうか。

そうはいきません。

NK 細胞のいないネズミは生まれてこないのです。

人間でも、T 細胞が成熟しない遺伝病の人は生まれてきます。そういう方は、確かに感染症には弱くなるものの、がんになりやすいというわけでもなく、普通に生きておられます。

しかし、NK 細胞のない人は、まず生まれてきません。NK 細胞は生きていくうえで必須のものなのです。

生まれたネズミに、NK 細胞を傷害する強い抗体（抗アシアロ GM-1）を大量に投与して、NK 細胞を叩いてしまうという実験が行われました。

すると案の定、全身がんだらけになりました。

もちろん、ネズミのNK細胞はヒトのNK細胞と同じではありませんから、あまり参考にしすぎてはいけない話です。

ですが、仮に同じようにNK細胞を殲滅する人体実験を実施したならば、同じ結果になることでしょう。免疫抑制剤を大量に投与すると、がんが増殖しやすいことからも、容易に想像がつきます。

T細胞ががんを攻撃する確率は「数百億分の1」？

ところで、がん細胞を攻撃するT細胞（CTL）は、どのようにして相手を認識しているのでしょうか。

実は、がん細胞か正常細胞かは、見ていないのです。

活性の高いNK細胞は、表面に数十種類の認識センサーを大量に突き出しています。そして、そのセンサー群を駆使して複雑な信号処理を行い、がん細胞と正常細胞を正確に見極めたうえで、がん細胞だけを傷害していきます。

ところが、T細胞は、ほとんど1セットの認識センサーしか持っていません。NK細胞に比べ、はるかに単純な認識システムなのです。

これで、どのように敵を探るのでしょうか？

T細胞のうち、敵に体当たり攻撃をするCTL（キラーT細胞）はごく一部に過ぎません。

そして、CTLが攻撃をしかける相手は、あらかじめ細胞ごとに決まっています。細胞1個につき1つずつ認識センサーがあり、そこに、いわば「番号が書いてある」のです。

この番号、アミノ酸が一列に並んだペプチドという物質でできているのですが、その並び方の違いで、一種の認識番号のように機能します。

そのバリエーションは、ざっと数百億種類はあると考えられています。面倒なので話を単純化して説明しますが、キラーT細胞には、「1番、2番、3番……」から「500億番」までの認識番号が振られていると考えてください。

一方、体内の多くの細胞にも、MHCクラスIという名札のような物質があり、その名札にアミノ酸が並んだペプチドの番号札がついています。これが、やはり1番〜500億番まであります。

実は、キラーT細胞は、自分の認識番号と同じ番号札を持つ細胞だけを攻撃するのです。

さて、がん細胞にもそうした「番号札」を持つものがたくさん存在します。

そして、キラーT細胞は、相手が、がん細胞かどうかなど関係なく、ただ自分と番号（型）が合っていれば攻撃します。もし、ごく近くにがん細胞がいても、相手の持っている番号が自分と違えば、そのがん細胞は攻撃しません。

仮に、特定のがん細胞を攻撃させたいと思っても、1個のキラーT細胞が、その認識番号を持っている確率は非常に低いことになります。個々のキラーT細胞は、ごくごく特定の細胞しか攻撃しないのです。

体内に1000億個ほどいるNK細胞のほぼすべてが、活性が高ければ、どんながん細胞でも攻撃するのとは大違いです。

結局、T細胞をどれほど動員したとしても、攻撃を受けないがん細胞がいくらでもいます。このがん細胞が数を増やしてきますので、T細胞だけでは、がん治療は完結しないということになります。

免疫の暴走「自己免疫疾患」が起こるわけ

キラーT細胞は、数百億ある番号のどれか1つを、ランダムに持って生まれてきます。ところが、そのうち多くのキラーT細胞は、成熟する前に死んでしまいます。

大半のキラーT細胞が持つ番号は、正常細胞の番号札と一致し、「型」が合っています。これらのキラーT細胞を野放しにすると、単純な認識システムに従って、仲間殺しを働くことになってしまいます。

そこで、胸腺という免疫組織の中で大半の「仲間殺しの細胞」が殺され、残りのキラーT細胞だけが成熟することになります。

残るのは、生まれてきたキラーT細胞のごく一部に過ぎません。それでも、数百億のうち相当数の番号が生き残っています。そして、残念ながら完全に仲間殺しの細胞が排除されるわけではないので、時折、正常細胞を攻撃して、アレルギーやぜんそく、リウマチといった自己免疫疾患を起こしてしまいます。

ここで、もう1つ問題があります。

キラーT細胞が攻撃するがん細胞には、共通の番号、あるいは、がん細胞だけが持つ番号というものは存在しません。がん細胞が持つ番号は、正常細胞だったときすでに持っていた番号だったり、ほかの正常細胞にも付いている番号だったりするのです。

すると、あるがん細胞を攻撃するキラーT細胞は、同じ番号札を持つ正常な細胞も攻撃してしまいます。ここもNK細胞の精緻な認識システムと根本的に異なるポイントの1つです。

自己免疫疾患を起こすのはT細胞です。NK細胞ではありません。

これが、現在の免疫チェックポイント阻害薬が抱えている自己免疫疾患のリスクの背景です。

T細胞の名前はよく耳にしますが、実際にがんを攻撃する細胞の大半はNK細胞です。

体内にいる細胞数が極めて多く、どんながん細胞でも認識し、がん細胞を攻撃するパワーが強く他を寄せつけない。そして、正常細胞は攻撃しない。さらに、がんによる免疫抑制に抵抗して、免疫刺激をかける数少ない細胞。それがNK細胞です。

NK細胞こそ、がん退治のダントツの主役なのです。

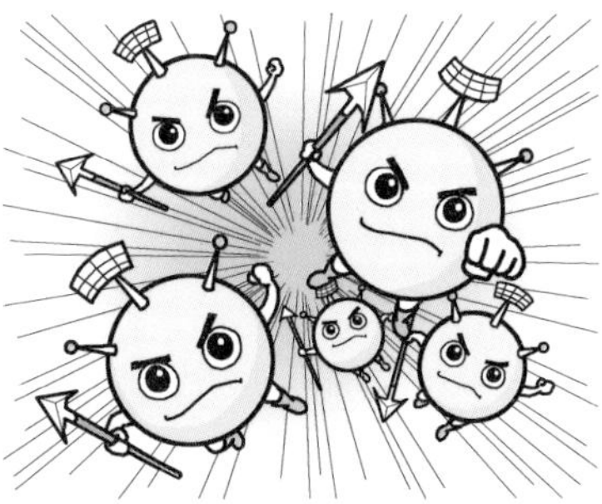

3 野生型のNK細胞と研究者御用達セルライン化されたNK細胞

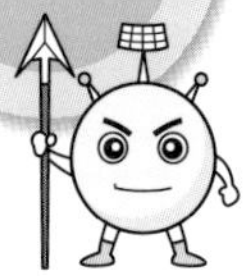

よくネットの記事に出てくる作り話（または誤解）

がん免疫の主役はNK細胞です。

人体から採り出された「野生型」のNK細胞を適切に活性化すれば、今のところ、傷害しないがん細胞は見つかっていません。

ところが、インターネットで調べると、よく、こんな「作り話」が蔓延しています。

――がん細胞の表面には、MHCクラスIという物質が突き出ていて、これを見てT細胞が攻撃する。

――がん細胞は、T細胞の攻撃を逃れようとして、MHCクラスIを引っ込めてしまう。

――すると今度は、MHCクラスIを引っ込めた細胞を「異常細胞」と認識するNK細胞が攻撃する。

あるいは、「NK細胞は、MHCクラスIを発現しているがん細胞を攻撃しない」と、論文に書かれることもあります。

事実はこれと異なります。健康な人の体内からNK細胞を採り出し、そこにがん細胞を投入すれば、MHCクラスIの有無にかかわらず、がん細胞をたちどころに殺してしまいます。瞬殺です。

だからこそ、「自然」免疫系の「殺し屋」細胞ということで、ナチュラルキラー（NK細胞）の名がつけられたのです。それも、すでに半世紀近く前のことです。

では、なぜ科学的事実に反する説のほうが世の中に広まっているのでしょうか。

セルライン＝扱いやすいNK細胞を研究用に選別

それは、野生型のNK細胞は非常に培養が難しいからです。

体内から採り出したNK細胞を免疫刺激物質で活性化させると、やがて増殖が始まります。しかし、高活性NK細胞の内部は爆弾物質だらけで、少し刺激が強すぎると、すぐに自爆してしまいます。

そこで、研究者は、膨大な異常細胞とともに培養し、生き残って増えてきたNK細胞を延々と増殖させました。

最終的には、たった1個のNK細胞のコピー（クローン細胞）を、際限なく増殖させ、性質をとことん調べ上げて「血統書付き」のようにします。

このようにして作られた実験用の細胞を「セルライン」とか「細胞株」と呼びます。

研究者は、多くの場合、野生型の細胞ではなく、セルラインで実験を行い、論文を書きます。そうしないと、せっかく論文を書いても、ほかの研究者が検証するときに困ります。同じセルラインのコピー細胞を持っていれば、同じ条件で論文の検証実験が行われ、確認されることで論文の価値が確定されていくしくみになっているからです。

正常細胞なのに延々と増殖を続ける？

ところが、セルライン化する過程で、NK細胞の性質は変わってしまいます。

攻撃力の高いNK細胞は、セルライン化のプロセス中、圧倒的な数の敵と戦い疲れ、自爆したり、増殖力が落ちたりします。そして、異常細胞と接触してもあまり攻撃しなかった変わり種のNK細胞が生き延びることになります。

しかも、この変わり種細胞は、正常細胞のはずなのに、延々と増殖を続けます。

正常細胞は、細胞分裂の回数に制限があります。人の血液中から分離されたNK細胞は、通常、残りの細胞分裂回数が10回前後しかありません。際限なく細胞分裂を続けるのは、がん細胞の特徴のひとつです。

つまり、セルラインのNK細胞は、半ば「がん細胞のような性質」を持っているということです。

ちなみに、目的とする細胞（この場合は培養しやすいNK細胞）の分化や増殖などを促すために一緒に培養する細胞を「フィーダー細胞」といいます。

NK細胞をセルライン化する際に使われるフィーダー細胞は、本来ならNK細胞に殲滅される異常細胞です。ということは、セルライン化する過程では、周囲にいる異常細胞や、半ばがん化した変わり種NK細胞仲間を攻撃しない、おとなしいNK細胞が拾われているわけです。

研究用の細胞と治療に使える細胞はまったく違う

セルラインのNK細胞の特殊性が、おわかりになったと思います。

一方、人体から採り出されたばかりの野生型の細胞は、実験のたびに状態が異なり、セルラインのような「再現性」がありません。

研究用の細胞と治療用の細胞は根本的に違うのです。

例えば、有名なiPS細胞。

この細胞で病気が治った人は、まだいないはずです。では、なぜさかんに研究されているのでしょうか。

理由は単純で、大学などの研究者は、研究に便利な細胞だから使うのです。

iPS細胞は、培養するとがん化するので、本来、治療には使えません。

それでも、無理やり目の角膜などへ移植する臨床試験の話がありますが、やはり、がん化するリスクを前提にしています。

角膜はがん化しにくい組織であり、たとえがん化してもすぐに見つかり、レーザーなどで焼いてしまえばよい、という発想で行われているのです。

がん治療でよく名前を聞く樹状細胞も、研究テーマとしておもしろいから大学で研究されるのであって、治療には向いていません。

メディアは大学の研究を頻繁に報道するため、患者さんにとっては実用的でない話ばかりが流れてくるのです。

野生型 NK 細胞は、MHC クラス I にさほど関心はない

ところで、冒頭の「作り話」に出てきたMHC クラスIとは、何なのでしょうか。

基本的に、MHC クラスIは、細胞が自分の微妙な型番を免疫細胞に示すために出している細胞表面物質の一種です。しかし、NK 細胞がMHC クラスIの有無だけで細胞を攻撃したりしなかったりするというのは、大きな誤解です。

野生型の活性が高い NK 細胞は、数十種類の認識センサー群を駆使して細胞表面の「模様」を探り、がん細胞か正常細胞か判断して、攻撃すべき敵を正確に認識します。非常に複雑な認識システムです。

MHC クラスIを持たない正常細胞など、いくらでもいます。

もしも NK 細胞が、「MHC クラスIがない細胞は異常と認識する」などといった単純なメカニズムで活動しているなら、体内の方々で正常細胞が攻撃にさらされる異常事態が起こってしまいます。

ところが、セルライン化されたNK 細胞の多くは、野生型の NK 細胞と大きく性質が変わり、MHC クラスI分子を見ると、ブレーキがかかるタイプになっています。

これは、異常な環境下で選別を生き延びた細胞に特有の、偏った性質なのです。

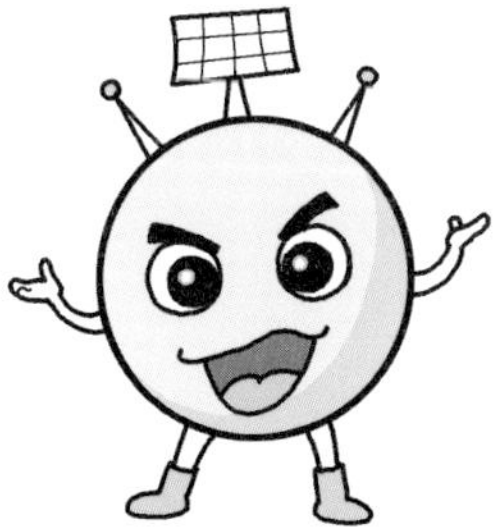

4 それでも免疫によい？ 食事療法の功罪

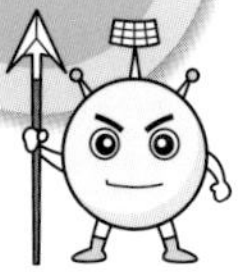

食事療法をしていた人も ANK 療法を受けに来る

がんに克つには免疫が大事。

その認識と健康法の話がからみ合って、「こうやると免疫が上がる」「いや、下がる」という話は、枚挙にいとまがありません。

やれ体温を上げると免疫力も高まる、笑うと NK 活性が上がる、何を食べるといい、肉や糖分を絶てばよい……。果ては絶食のススメまで、さまざまな見解が聞かれます。

では、そうやって免疫を高めようとしている皆さんは、どのように免疫力を測定しているのでしょうか。

せいぜい、血液中の白血球の数を調べている程度ではないでしょうか。残念ながら、白血球全体での数は、NK 細胞の数やがん免疫のレベルとは直接結びつきません。

そして、健康法の数々と「がん免疫」にも、ほとんど関係はありません。ほとんど根拠がないのです。

ANK 療法を受けておられる患者さんの中にも、以前、なんらかの生活療法をしていたという方は少なくありません。生活習慣や食事の工夫では治らなかったということです。

がん治療が「時間との闘い」であることを考えると、食事療法で、いたずらに治療機会を先延ばししてしまう危険もあります。

がんより正常細胞のほうが糖を好む

日常生活を豊かに送ることは、生きていくうえでの基本です。がん治療を進めるうえでも、心身が元気なのはよいことです。

心を込めておいしい食事を整え、楽しく食べて栄養を摂ることも大事。お風呂に入って温まり、清潔に気持ちよく過ごすのも大切です。

逆に、食事を「治療」と捉え、極端な栄養制限などをすると、免疫細胞のほうが先にへばってしまいます。

適当な食事療法は問題ないのですが、朝昼晩ともニンジンジュースのみ、といった徹底したものをとことんやると、NK 細胞も栄養失調になります。

最近は「糖質オフ」がはやっていますが、糖分を極端に遠ざけるのもよくありません。

活性の高い NK 細胞は、たくさんの糖分を必要とします。

例えば、PET という画像診断装置は、糖分に放射性物質をつけて体内に投与し、その放射線の集まり具合を映像化するものです。

ところが、ANK 療法の点滴後に PET など撮ろうものなら大騒ぎになります。

腫瘍組織に殺到した NK 細胞が、がん細胞を圧倒するほど大量に糖分を取り込むので、ビッカビカに映ってしまうからです。

確かに、がん細胞の集まっているところが PET に映ることはあり、だからこそ診断に使うのですが、まるで PET に映らないがん細胞がいくらでもあります。むしろ、多くの部位では、正常細胞のほうが、がん細胞より糖分の取り込み量が多いのです。「糖質制限で、がんが治る」というのは、科学的事実に反した「お話」です。

たんぱく質をしっかり摂って免疫副反応に克つ

また、がんと診断されて肉を絶つ人もよくいらっしゃいます。

しかし、がんに肉が悪いというのも誤解です。

「免疫は動物性たんぱく質を求める」。こっちのほうが世界の常識です。

肉が嫌いな人は、無理して食べるとつらいですから、あえて食べる必要はありません。

しかし、普通に肉を食べていた人が、わざわざ「草食」に変えるようなことはしないでほしいのです。体力の低下や、免疫細胞の活動低下を招く恐れがあるからです。

お肉を食べない人は、血液中のアルブミン（たんぱく質の過不足の目安となる数値）が低くなる傾向があります。

アルブミンは、水を保持するたんぱく質でもあり、細胞にとって大切な栄養でもあります。

これが少なくなると、体の中が実質的な水分不足に陥り、発熱にも弱くなります。ANK 療法の副反応を考えれば、それは避けていただきたいところです。

たしかに、食べ過ぎれば、がんにも栄養を送ることになるかもしれませんし、栄養点滴によって、がんが爆発的に進行することはあります。ですが、直接、血管に栄養を投入するのと、口から食べたものが体内に分配されるのでは、まったく状況が異なります。

がん患者さんには栄養失調こそ致命的だとも言われます。

必要な栄養は、しっかり摂っていただきたいのです。

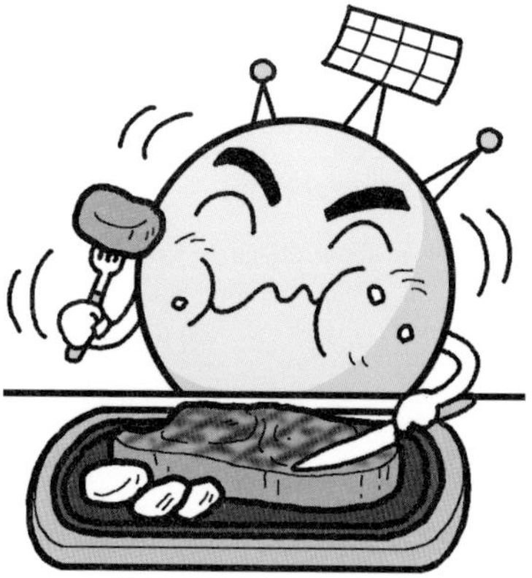

巻末資料 1

海外誌論文掲載報道
（九州医事新報 2018 年 9 月 20 日）

ATL に対する ANK 免疫細胞療法の論文が海外誌に掲載される

患者体内の NK 細胞を体外に採り出して培養し、増強してから体内に戻す ANK 免疫細胞療法の著効例を報告する論文（※）がスイス、バーゼルにある電子版学術論文誌『MDPI』（査読あり）に 8 月 14 日付で掲載されました。この治療の普及を目的に創業されたリンパ球バンク株式会社代表藤井真則氏にお話をうかがいました。

――ANK 療法に関する査読のある論文が掲載されましたね。

実際に治療された医師と細胞培養を受託された医師お二人、ご協力を頂いた大学の研究者の方々が症例報告として論文投稿されたものです。

――ATL というのは治療が難しいですよね。

日本血液学会のガイドラインによると最近ではアグレッシブ ATL（特に進行が早いタイプ）の余命中央値が 13 カ月、進行が遅いタイプも結局は急性転化し、急性転化後の平均余命中央値が 1 年、急性転化前には治療は行わないコンセンサスがあるとしています。

――どのような治療効果がみられたのでしょうか。

症状の進退を繰り返す「くすぶり型」と診断された患者さんの病状が急変し、急性期に移行されました。腫瘍マーカーが急激に増加し、異常細胞率（リンパ球に占める ATL 細胞の比率）が 27％に達していました。

ANK 療法を受けられ腫瘍マーカーが低下して落ち着き、さまざまな皮膚症状も消え、ATL に伴う高血圧や他の異常値も正常範囲に入ったので退院され、ご自宅で日常生活を送られるようになりました。

ATLではない疾病でお亡くなりになられるまで、治療終了後から数えて5年以上を特に症状もなく過ごされました。急性転化後は他の治療は受けられていません。

――昨年の国際学会では他にも長期生存の方々がいらっしゃると発表されていましたが。

長期生存4名様については今回の論文で他に4例の成功例ありとしていますが、それ以外はどうしても高齢の方が多いので他の疾病等で早くお亡くなりになられたり、症状が進行し過ぎて培養が間に合わなかったり、徹底した抗がん剤投与を受けられた後からANK療法を受けられたために体力等の問題で高熱がでるANK療法を集中的に実施できなかったなどで、残念な結果に終わられる方もいらっしゃいます。

「急性期に入る前のくすぶり段階で治療を受けられるのが望ましい」と治療された医師はおっしゃっています。

――ANK療法は他の種類のがんも治療対象ですが、なぜATLの症例が論文発表されたのですか。

標準治療が確立していないため社会的要請も強く、またANK療法単独の効果であることを示しやすいということもあります。固形がんと違い血液中にがん細胞がいますので、血液検査だけで随時確定診断ができます。固形がんよりはるかに治療効果を判定するデータを取りやすく明確なエビデンスになりやすいわけです。

――逆に培養器に混入したがん細胞が培養によって増えてしまいますよね。

ATLはリンパ球ががん化したものなので、一般にリンパ球を培養する環境下では急激に増殖します。これを培養中にNK細胞が排除しないと治療に使えないわけですが、培養中にATL細胞が消滅することを確認しています。

――保険適用になる見通しはあるのでしょうか。

未承認医療として自由診療で実施され、固形がんの標準量治療12回の点滴を1クールとしておよそ400万円を超える費用がかかります。ATLの場合は半量点滴が基本で点滴1回当たりの単価はおよそ半額になりますが。

保険適用になるためには承認申請を行う必要があり、その費用は一般の方どころか臨床現場の医師でも想像できないほど巨額になります。

私の使命は資金力のある大企業と提携して承認申請をかけてもらうことです。ただし米国で承認を取得した免疫細胞療法の薬価は点滴1回で5千万円、附帯費用がおよそ1億円です。

原価以上に承認申請費用の回収が大変で、そこに利益を乗せるとこういう値段になってしまいます。承認申請費用を徹底して抑える工夫をしないと保険適用になっても本人負担分が自由診療より高くなってしまいます。

reports

MDPI

Case Report

Successful Amplified-Natural-Killer Cell (ANK) Therapy Administered to a Patient with Smoldering Adult T-Cell Leukemia in Acute Crisis

Keisuke Teshigawara [1], Sho Nagai [2], Gaowa Bai [3], Yuji Okubo [1], Haorile Chagan-Yasutan [3] and Toshio Hattori [3,*]

1 Higashinotoin Clinic, 338 Enfukuji, Nakagyo, Kyoto 604-8175, Japan; tetetetega@aol.com (K.T.); 1999yuji@gmail.com (Y.O.)
2 Ebino Centro Clinic, 1007-4, Ooazauwae, Ebino, Miyazaki 889-4384, Japan; pw8hcg3m@fine.ocn.ne.jp
3 Department of Health Science and Social Welfare, Kibi International University, 8 Igamachi, Takahashi 716-8508, Japan; gaowabai@kiui.ac.jp (G.B.); haorile@foxmail.com (H.C.-Y.)
* Correspondence: hattorit@kiui.ac.jp; Tel.: +81-886-22-9469

Received: 22 July 2018; Accepted: 13 August 2018; Published: 14 August 2018

check for updates

Abstract: Adult T-cell leukemia (ATL) is an indolent leukemia caused by type 1 human T-cell leukemia virus (HTLV-1). A variety of therapeutic interventions via immunological approaches have been attempted. ATL cells express costimulatory molecules of natural killer (NK) cells, and a new modality—amplified NK (ANK) cell treatment—was administered here to a patient with ATL. A 70-year-old female presenting with ringworm infection received a diagnosis of smoldering ATL in 2004. Monitoring of soluble IL-2 receptors (sIL-2Rs) in the serum showed disease exacerbation in 2007, associated with the enlargement of lymph nodes and formation of a skin tumor. NK cells were amplified by in vitro cell culture methods. To avoid cytokine release syndrome, 2–5 × 10^8 cells were administered with each injection. A total of 15 injections from 12 November 2007 to 15 February 2008 were administered to this patient. This case showed drastic downregulation of sIL-2R, resulting in the induction of complete remission, which lasted for >5 years. This is the first report of treatment of a patient with ATL using ANK cell therapy. More attempts of this therapy will enhance our insight into the appropriate application of this new therapy to clinically diverse patients.

Keywords: ATL; CD3; T cell receptor; HTLV-1; NK cells; therapy

（※）ATLに対するANK療法の著効例を報告した論文（電子版学術論文誌『MDPI』より）
DOI：10.3390/reports1020013

学会誌掲載症例（『肝胆膵』第 55 巻 5 号　2007 年 7 月）

掲載誌より一部抜粋

肝移植後の再発予防化学療法としていかなる対策を講じるか

松波英寿、他

症例 6：52 歳、男性　T（4）、（多発，2cm以上，Vp3），N（0），M（0），stage Ⅳ A
術前治療：なし　術直前 AFP363、L3 36.3%，PIVKA 36,100　術前経過中最高 AFP、PIVKA 同左
われわれの言う C 群、ミラノ基準外　術前 AFP m RNA　定量（－），定性（－）

この症例は、海外在住中に突然の腹痛で発症した。緊急帰国した際の検査で肝表面にまで達する進行肝癌に大網が付着していたことより、肝癌が一部破裂したと推測された。肝移植は禁忌と考えられるが、海外に戻った後に肝移植を受け、帰国後の管理を依頼された。早急に予防的 TAI（著者注：肝動注化学療法）を行ったが、早期から再発を繰り返した。その都度切除が可能であった。しかし、切除を繰り返しても予後は不良と考えられたため、ANK 療法を行った。その後は再発を 3 年間にわたって認めていない。肺転移が多いことより、予防的気管支動脈抗がん剤動注（BAI）も行った。術前の進行度、移植後早期の 5 回の再発の経過から、この症例に関しては，ANK 療法は有用であると考えられる。現在、より長期の再発予防を期待して、2 回目の ANK 療法を施行中である。

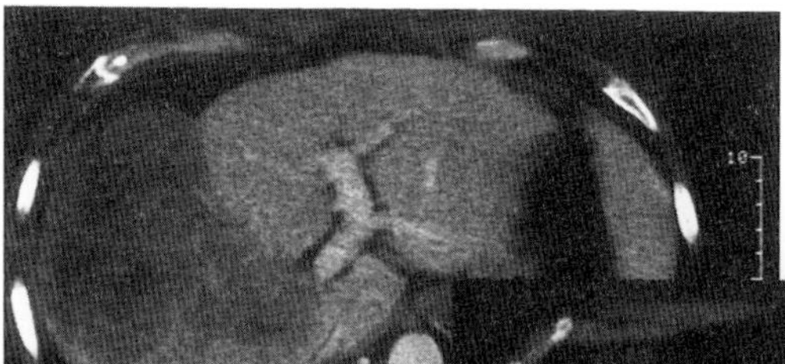

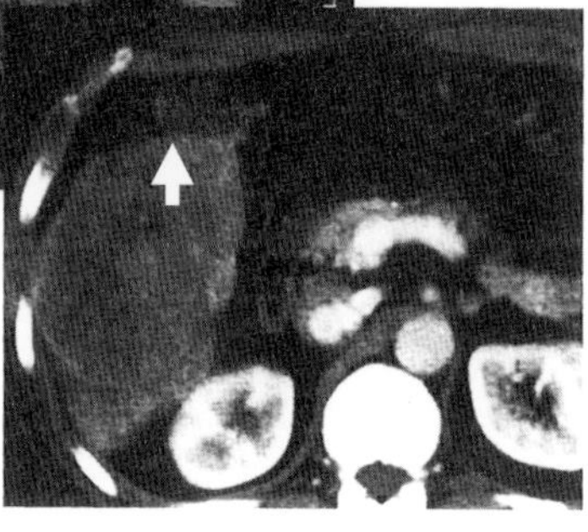

上記症例の術前 CT 画像

巨大な腫瘍が肝臓の表面に達しており、白い矢印の部分は大網（腹膜の一部）に癒着している。左右に分かれた門脈（肝臓に静脈血を届ける太い血管）の右側は腫瘍により閉塞している

左記症例の術後腫瘍マーカー値の変化

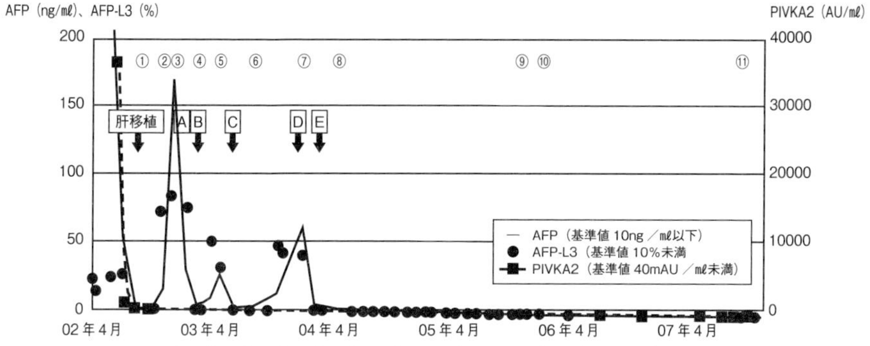

①、②、③、④、⑤、⑥、⑦ TAI、⑧ ANK、⑨、⑩ BAI、⑪ ANK
A、B、C、D）肺部分切除、E）腹壁転移切除

解　説　肝臓がんの治療として肝移植が行われることがある。他人の臓器を移植するため拒絶反応が起こるので、移植後、免疫抑制剤を継続投与する。そのため体内のNK細胞の活性は低下し、再発リスクが異常に高くなる。またANK療法を実施した場合、培養ANK細胞が直接体内のがん細胞を攻撃する一次効果は期待できても、体内に眠る1000億個とも言われるNK細胞を免疫刺激物質の大量放出で目覚めさせて動員する二次効果は期待できない。点滴後のANK細胞も通常より速やかに活性を失う。『肝胆膵』に掲載された左記の症例は、肝臓から腫瘍が飛び出して門脈を浸潤している手術不能例。国外で臓器移植を受けられ、1年半の間に再発・手術を5回繰り返し、抗がん剤も投与されており、ANK療法を行うには最悪に近いほど劣悪な条件が揃っている。5回目の手術後直後にANK療法1クールを実施され、再発が止まり15年以上再発の兆候なくQOLも良好。後日、念のためにANK療法2クール目を実施されたがその時点で症状はなかった。

医師の評価　まず、国内では治療してもらえないとわかると、すぐにご自分で海外へ行って治療を受けられた行動力と、何回もの再発を手術で切除した気力・体力が素晴らしいと思います。また、これほどの勢いがあるがんを1クールでぴたりと抑えたのはANK療法の威力と言ってよいでしょう。

（著者注）ただし、本症例では再発除去手術後速やかにANK療法を実施しているのがポイント。肝移植後1年以上を経て、がんが進行し、かつ免疫抑制剤を使用しながらANK療法を実施した他の9例中7例は、進行を止められず死亡に至り、本症例を含む肝移植または再発除去手術後1年以内にANK療法を実施した6例中3例では顕著な効果が見られている。免疫抑制剤を使用するため、腫瘍細胞が少ない時期でないと抑えられない。

巻末資料3

ANK療法の治療実績

3312例／20年間
(2001年1月のリンパ球バンク株式会社創業以来、2020年3月末まで)

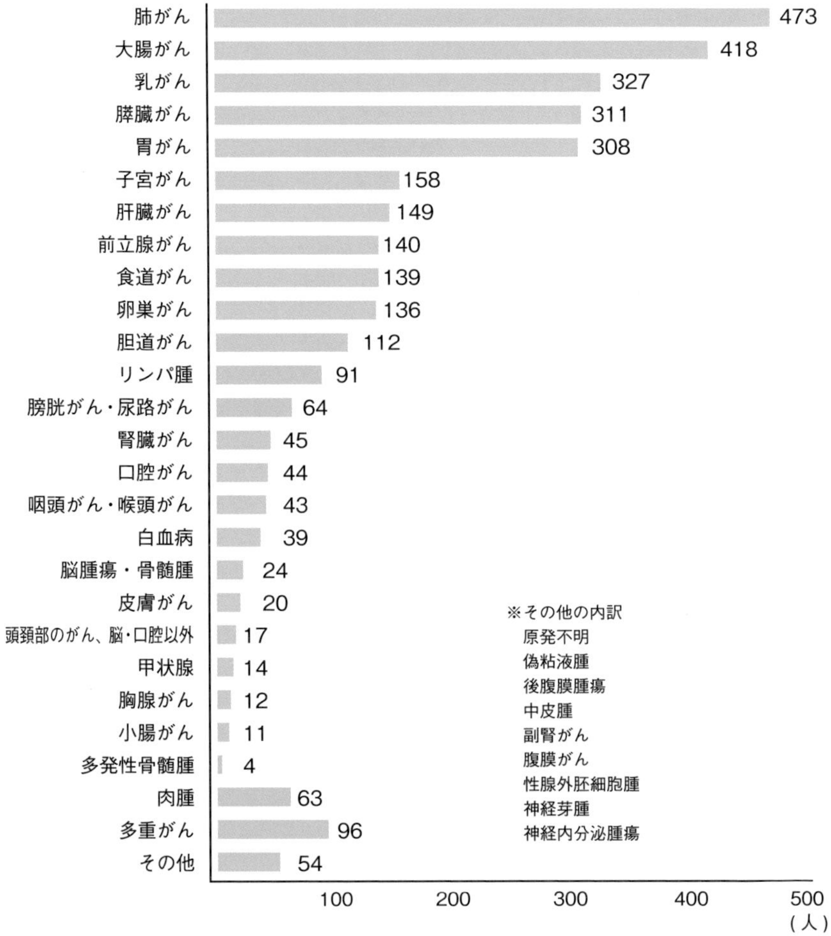

以下で症例の一部を紹介します。個人の特定につながる情報（正確な年齢や治療時期、非常に特殊ながんの場合の正確な診断名、正確な病理結果や具体的な腫瘍マーカーの数値、治療場所などのデータ）は、割愛もしくは幅のある表現としています。症例の解釈は難しく、医師が個別に説明すべきとの観点から、実際に治療に当たった医師の評価を付してあります。

症例

新しいがん治療のスタイル

症例１　膵がん

若い女性が膵がんと診断され、各部位に浸潤、転移しており、お手上げ状態でした。もし手術をすれば、取り残したがん細胞が爆発的に増殖します。手術・放射線、ケガなどにより体に傷がつけば、細胞に増殖を促す信号が大量に放出され、がん細胞の急激な増殖を招いてしまうのです。完全に手術不能で、余命はもうほとんどないと判断されました。

どうしても命を救いたいご主人が主治医に掛け合い、無謀とされる取り残し手術を断行してもらいます。大きな腫瘍だけ取り、飛び散っているがん細胞をANK療法で殲滅する作戦でしたが、退院も外出もできません。大量のNK細胞を採取できる専用装置でのリンパ球採取ができません。

やむなく全血採血（注射器で血液を採る一般的な採血法）を行い、血液中の数少ないNK細胞を培養してANK療法を１クール行いました。NK細胞数が少なすぎ、点滴しても全く発熱しません。それでも体内の免疫細胞が勢いを取り戻し、外出可能となったので、専用装置で血液数ℓからリンパ球を採取、今度は初回よりはるかに元気なNK細胞が大量に採れました。２クール目のANK療法は激しい高熱が出ましたが、相手が危険な膵がんなので全点滴（標準量／週２回のペースでの投与）をスケジュールどおりに行いました。

寛解した患者さんは元気になり、３年半後に薄い影が肺に現れ、細胞診の結果、膵がんの肺転移と診断されました。転移巣は手術できれいに取れ、腫瘍内部は壊死を起こしていました。主治医は「末期の膵がんで３年半もの期間たった１カ所の転移巣を作るだけなど考えられない。ANK療法が効いたのでしょうが、信じられない」とコメント。念のため、ANK療法２分の１クールを術後に実施、10年以上再発なくお元気です。

医師の評価

膵がんが爆発的に進行している状態でANK療法を始めた場合、抗がん剤か分子標的薬で治らないまでも進行にブレーキがかかれば逆転の目も出てくる可能性はありますが、間に合わない可能性も大きいと言うほかありません。しかし、このケースのように従来の外科の常識ではありえない「取り残し手術」をやってもらえれば、大逆転もあるかもしれません。将来、ANK療法が控えていることを前提として手術のあり方が見直されれば、現在使える技術の組み合わせや使い方を変えるだけでも、多くの患者さんの命が救われるのではないでしょうか。

症例２　胃がん、60 歳台・男性

症例２の
マーカー値の変化
（イメージ）

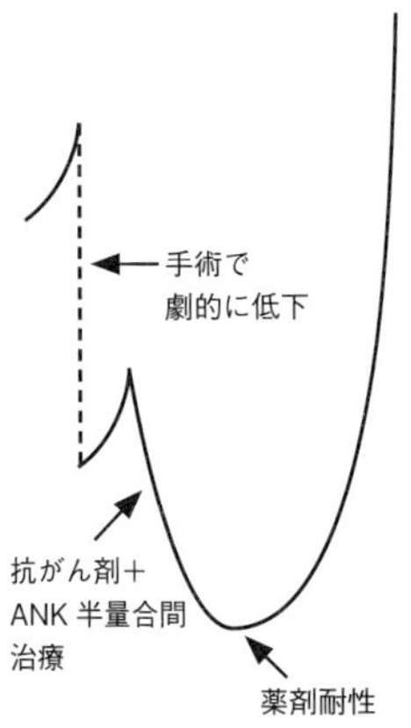

手術後、劇的に腫瘍マーカーが低下したとはいえ基準値よりはるかに高く、大量にがん細胞が残っている状態でした。強い抗がん剤投与により腫瘍マーカーが基準値まで減少、この間、ANK の合間治療（抗がん剤の休薬期間中だけ通常の半分の細胞量の ANK 療法を点滴）を実施しました。合間治療の目的は抗がん剤の効力増強と副作用低減です。

その後、薬剤耐性となり腫瘍マーカーが上昇に転じたため、抗がん剤を中止し ANK 療法の全点滴を提案しましたが、ご本人が納得されませんでした。手術でがんはすべて取り除けたと説明を受けており、抗がん剤の副作用もあまり自覚しなかったため、高熱が出る ANK 療法に切り替える必要性を感じておられなかったためです。結論が出ないまま腫瘍マーカーは典型的な急上昇カーブを描き、以後、連絡がなくなりました。

医師の評価

薬剤耐性の出現は、抗がん剤によってがん細胞が最も減少したタイミングと一致することが多いのです。このケースは抗がん剤治療の典型的な経緯をたどっていますが、ANK 療法を実施する最適の時期を逃したのは残念です。どんな治療にも旬のタイミングがあり、適切な治療設計と時を得た決断が重要です。

ANK 療法を受けられた方々の実態

残念ながら ANK 療法を受けられた方は、標準治療をやり尽くしてから検討されたり、上の例のように理想的な治療設計をしていても治療の旬の時を逃したりするなど「理想から遠い」ケースが多くを占めます。結果的にがんの進行を抑えられないケースが過半数に達します。

一方、東京都下のあるクリニックで、ある年に ANK 療法を実施した 17 例のうち、病気の進行を食い止めきれずに亡くなられた方が４名、現時点では効果が判定できず経過観察、または他の原因で治療が継続できなくなった方が３名、余命宣告後に ANK 療法を受け、進行を止めきれないものの QOL が改善している方が２名、標準治療で抑えられず進行が激しい状態で ANK 療法を開始され、進行を止めた、あるいは病巣が１つ以上消失もしくは縮小するなどの効果が見られた方が８名というデータが出ています。この中には、お一人での通院が困難な要介護状態で ANK 療法を始め、自力で通院可能な状態まで QOL の改善が見られた方も６名含まれています。ANK 療法は本来、再発・転移する傾向が強い悪性度の高いがんに対し、手術直後に実施して再発防止するのが最も効率的ですが、旬を過ぎたタイミングでも QOL の改善を目的として開始し、進行を止められれば寛解も目指せる可能性が出てきます。

以下はANK療法の著効例ですが、いずれも標準治療だけでは長期生存が難しいケースでした。できるだけ多くのがん種（部位）を選びましたが、紙面の制約から、すべての部位の症例を掲載することはできません。ご覧になる際は、「自分と同じ症例」を探さないでください。同じ部位、同じ腫瘍でも、その中にさまざまな性質のがん細胞が混じり合っています。がんの勢いや治療履歴などもすべてが一人ひとり異なります。すべての症例をお読みいただくことで「重要なポイントは何か」が見えてくるはずです。

また、十分な効果が見られなかった例もここで紹介できませんが、ANK療法を受けた患者さん全体の過半数が亡くなっているという事実も踏まえてご閲読ください。

滑膜肉腫

10歳台・男性。手の指に痛みが出て2カ月後に腫瘍を摘出、数日後に大学病院で指の切断手術、数週間後に肺転移の疑い。抗がん剤奏効せず余命3カ月と宣告。ANK療法1クール実施、肺の画像は消失はしないが長期不変化。10年以上再発の兆候なし。

医師の評価

肉腫は小さな腫瘍のうちから飛び散りやすく、抗がん剤や放射線があまり効かない。腫瘍部位だけでなく広範囲の切断手術が行われることも多い。進行も速いことが多いので、このケースはANK療法がうまく間に合ったという印象。肉腫は抗がん剤が特に苦手とするがんなので、手術とANKの組み合わせでいかに早く治療するかが重要と考える。

腎がん

50歳台・男性。肋骨、腰椎、上腕等に多発骨転移、肺門リンパ節転移。術後に免疫チェックポイント阻害薬ニボルマブを投与も転移巣が増悪、分子標的薬スニチニブに変更し進行を止める。1年後に新たな骨転移複数、スニチニブにANK療法の併用を開始し、画像上増悪が止まり、徐々に転移巣消失。2年以上画像上の病変なし。

医師の評価

非常に悪性度の高いがんでニボルマブは奏効せず、スニチニブが抵抗するも抑えきれなくなり、ANK療法を加えることで併用効果として症状を抑え込むことができた。まだ慎重に経過観察が必要だが、この時点でも十分な著効と考えられる。

前立腺がん

50歳台・男性。ステージIV、多発骨転移、グリソンスコア＝9、手術不能。ホルモン療法の副作用が強く、断続的に3年半投与していた。ANK療法1クール実施、9年以上生存。腫瘍マーカーPSAは低値を維持し再発の兆候なし。

医師の評価

原発巣を手術で切除できず体内のがん細胞総数が多く、また骨転移が多数あり悪性度が高い。前立腺がんの場合、ホルモン療法で一時的に腫瘍が画像に映らなくなり、腫瘍マーカーがゼロ近くになっても、悪性度が高いこのようなケースでは通常、何年も抑えられない。実際、主治医から診断時に余命は長くないと宣告されている。断続的で短期間のホルモン療法のみで9年以上再発なく生存しているのは、ANK療法の著効と考えられる。

膀胱がん

40歳台・男性。膀胱鏡下で切除、見えるものは取れたが病理検査の結果、極めて悪性度が高く再発は必至と診断。実際、1年強の間に再発を繰り返し、BCG療法、ANK療法2クール、分子標的薬トラスツズマブ、膀胱鏡下切除、抗がん剤、放射線、開腹手術等を次々に実施し、経過観察へ移行。4年以上再発の兆候なし。

医師の評価

非常に悪性度が高いタイプだったため、通常は再発を繰り返し治療法がなくなる。集学的な治療を行ったうえにANK療法を加えたため抑え込めていると考える。

肺がん

60歳台・女性。肺の原発巣は5cm大、頸部、胸部、鎖骨下等にリンパ節転移、胸水あり、腫瘍マーカーは基準値の100倍以上という異常な高値。非常に勢いの強い悪性の高いがんで、分子標的薬ゲフィチニブ、セツキシマブ、エルロチニブ、ベバシズマブ、抗がん剤、重粒子線、陽子線、低位放射線、動注化学療法、ANK療法4クール等を次々に実施。2年近く、画像上の縮小と増大、腫瘍マーカーの劇的な低下と急上昇など著効と激しい再燃を繰り返した後、4年以上症状不変を維持。

医師の評価

がんの部位や大きさ、ステージなどを気にされる方が多いが、より重要なのは「勢い」。本ケースはがんの勢いが極めて強く、非標準的なあらゆる治療の組み合わせで勢いを削いでも、すぐ猛烈に反撃してきた。進行がんは強敵であり、小康状態に持ち込めたのはANK療法の効果も大きいが、さまざまな治療を組み合わせた集学的治療の成果と考える。

乳がん

40歳台・女性。手術後腫瘍マーカーが激減したものの、基準値を大きく上回っており、がんが飛び散っている状態。術後抗がん剤6クール実施、腫瘍マーカーが基準値レベルに近づいたが、下げ止まり、上昇に転じた。抗がん剤追加4クールを提案されるも、体調が悪化し本人が拒絶。ANK療法1クールを実施し、腫瘍マーカーの上昇傾向は止まったが下がりもせずせめぎ合っている印象。追加でANK療法6分の1クールのみ実施し腫瘍マーカーが激減。以後17年間再発はなし。

医師の評価

当時の抗がん剤は今日より投与量が多くQOLが著しく低下していた。NK細胞へのダメージも大きい状態からANK療法1クール＋αで再燃を食い止め、再発防止に成功している。抗がん剤でがん細胞総数が劇的に減ったタイミングにピタリと合わせてANK療法を実施できたため好結果につながったと考える。がんに勢いがついてからANKを始めていたら1クール＋αでこれほどうまく抑え込めるとは思えない。タイミングが重要。

卵巣がん

70歳台・女性。リンパ節転移あり子宮・卵巣全摘出＋リンパ郭清。4年後、骨盤内再発し抗がん剤を4カ月投与。この間にANK細胞の培養を行う。重粒子線照射期間中に再発、ANK療法1クールと重粒子線療法を交互に実施。10年経過後、画像上変化しない良性腫瘍以外に顕著な再発の兆候なし。

医師の評価

卵巣がんは転移しやすく、手術時に転移が発見されたこのケースは予後が悪く、実際に再発している。重粒子はNK細胞にダメージを与えず、局所療法である重粒子と全身療法であるANK療法の併用がうまくいったケース。

子宮頸がん

40歳台・女性。小細胞型、術前抗がん剤4クール、術後にも抗がん剤。手術時に検体をもらって免疫病理検査を行い、EGFR、HER2ともにネガティブで分子標的薬の保険適応外投与はできず。ANK療法1クールを実施し10年経過観察中、再発の兆候なし。

医師の評価

子宮頸がんの中でも小細胞型は予後が悪い。強い抗がん剤投与でダメージを受けたNK細胞を培養しANK療法1クールで再発を抑えているが、抗がん剤投与終了後3週間でANK療法を開始している。抗がん剤によりがん細胞の数が減り切った「底」で間髪入れずにANK療法を行ったのが好結果につながったと考える。タイミングが重要。

スキルス性胃がん

50歳台・女性。当初ステージIIの胃がんと診断され部分切除、漿膜に浸潤、術後病理検査でスキルス性と確定診断。抗がん剤TS1服用。休薬時ANK細胞を投与するANK療法「合間治療」1＋0.5クール実施。13年経過時点で再発の兆候なし。

医師の評価

患者自身が医師でスキルス性胃がんは極めて予後不良と熟知していたため、代替療法を探してANK療法に着目された。13年再発がなく事実上の完治と考えてよい。

食道がん

50歳台・女性　手術時に腹部と胃の転移が見つかり、胃の転移巣は切除。術後抗がん剤は1クールのみで中止。8カ月間、他の免疫療法などを行うも効果なく、ANK療法1クールに点滴1回を追加実施、12年経過時の内視鏡、CT検査で異常なし。

医師の評価

食道がんは転移しやすく、手術時に転移巣があれば予後は非常に悪い。このケースでは腹部転移巣が残り、手術時の傷が増大させる増殖信号で転移がんが爆発的に進行する状況でANK療法を実施した。食道がんは強い転移性向を示す「HER2レセプター過剰発現」の確率が高いが、本症例ではそのHER2を標的にする分子標的薬トラスツズマブを併用せず、ANK単独1クール強で転移を抑え、事実上の完治というレベルに持ち込めている。

大腸がん（膀胱がんとの重複がん）

70歳台・男性。腸閉塞の疑いで検査、大腸数カ所と膀胱に腫瘍が見つかる。術後確定診断でどちらも原発性の（転移ではない）重複がんと判明、非常に予後が悪い例。高齢で持病があり長時間手術に耐えられないため、大きな腫瘍をざっくり取るだけの「取り残し手術」を断行（一般に全切除できない場合、残ったがん細胞が爆発的に増殖するため手術不能とされる）、術後ANK療法を0.5クール実施。13年以上経過して再発の兆候なく、QOLも極めて良好。

医師の評価

患者は医師の実父。親族の医師らの猛反対を押し切って子息の医師（ANK療法実施医）が執刀した。実父でもなければ外科の常識としてできない手術だが、取り残し手術でがん細胞の総数を減らし、ANK療法半クールだけで残ったがん細胞を一掃できている。ANK療法の本来の強味が発揮できているケース。

濾胞性悪性リンパ腫B細胞型

50歳台・男性。放射線体内被曝後、しこりに気づき画像診断の結果、全身に腫瘍が見つかる。抗がん剤を提案されるが本人の判断でANK療法を選択、分子標的薬リツキシマブと併用。ANK療法4クール実施し、腫瘍マーカー基準値内へ。15年以上にわたる生存中、時折症状が現れ、そのつどANK療法を追加。

医師の評価

濾胞性悪性リンパ腫の場合、ゆっくり進行し、ある時点でラッシュ（激しい進行）に入る。増殖中の細胞を攻撃する抗がん剤は進行が遅い段階では効果が出にくくANK療法を選択されたのは賢明と考える。本人がエンジニアで経営者でもあり、判断が適切かつ迅速だったことが幸いした。ただし体内被曝すると、がん細胞になる手前の「前がん細胞」の巣ができやすい。NK細胞はがん化していない前がん細胞は攻撃しないので、仮に完治しても新たながんが生じるリスクは残り、実際この方も何度か発症されているが、ANK療法により勢いを削げていたと考える。

舌がん

50歳台・男性。抗がん剤後、手術で切除＋頸部リンパ節郭清、術後抗がん剤。半年後、首に再発、抗がん剤＋放射線、動注化学療法、陽子線治療などで寛解後にANK療法1クール。8年経過観察し再発の兆候なし。

医師の評価

ANK療法開始前に寛解はしているが、舌がんは予後が悪く、本ケースも術後半年で再発している悪性度の高い症例なので、ANKの再発防止効果があったと考える。

脳内の腫瘍

60歳台・男性。悪性リンパ腫B細胞型・大細胞型。抗がん剤投与後、頭蓋内腫瘍摘出、術後抗がん剤。術後1カ月以内に手術部位に再発、放射線照射により寛解し、ANK療法1クール＋分子標的薬リツキシマブ。2年後、再発なく、手術、放射線による障害も順調に回復。以後連絡なし。

医師の評価

手術後速やかに再発した悪性度が高いケースであり、ANK療法が再発防止に寄与したと考えるが、もう少し経過観察を継続したかった。一般にNK細胞は脳内には入りにくいが、手術や放射線療法を実施後約半年間は脳内にも入りやすいと考えられており、局所療法後速やかにANK療法を実施するのが基本である。

自分はANK療法を受けられるのか？
どれくらいの効果を期待できるのか？

この2つの問いは、誰もが一番気になることかもしれません。

まず治療を受けられるかどうか。もちろん治療費が必要ですが、血管に少し太い注射針が刺せて、ANK療法実施医がいる医療機関まで通える方なら、原則受診可能です。

ANK療法実施医の医療相談を受けてください

自分で移動できない方でも、ご家族が車で送迎されたり、入院もしくは入院に準じた施設に泊まって、治療を受ける方もおられます。がん以外の持病などがある場合には、よくご相談ください。

次に、どのような状態なら、どれくらいの効果が期待できるか。これについては単純な答えはありません。「面談を予約したうえで、ANK実施医にじっくりご相談ください」。それが基本的な答えになります。

正式な医療相談は医師と行わなければいけません。そして、ANK療法について医療相談を受けられるのは、ANK療法を実施する旨の届出を厚生労働省（提出先は地方厚生局）に受理されている医師だけです。それ以外の医師がANK療法の説明をすると違法になります。

こうした厚労省への届出は治療の種類ごとに行うもので、ANK療法以外の免疫細胞療法の届出を受理されている免疫細胞療法に詳しい医師でも、特定の患者さんの病状に合わせてANK療法の医療相談をすることはできません。

仮に権威のある大病院の先生でも、高名ながん専門医でも、ANK療法の説明を行うのであれば、事前にANK療法を実施する届出を受理されている必要があります。詳しい専門医だからとか、お世話になっている先生だから聞いてみよう、というわけにはいかないのです。

正式にANK療法の説明を行うことが認められている医師の医療相談を受けたいのだが、最寄りの医師はどこにいるのか聞きたいという方は、リンパ球バンクにお問い合わせください。

効果の中身が大事、元気に生きるために役に立つのか

患者さんの多くは、「その治療は効果があるのか」と気にされます。

しかし、効果とは具体的にどんな効果でしょう。確かに効果のない治療を受けても全く意味はありません。ですが、効果があればそれでいいのでしょうか？

例えば、抗がん剤は多くの場合に効果があります。全く効かないケースもありますが、多くの場合は、一時的に腫瘍が縮小するなどの効果があるのです。それは事実ですから、無意味な治療ではありません。

ところが進行がんの場合、抗がん剤だけで命が助かる方はごく稀にしかいらっしゃいません。多くの患者さんは副作用で苦しみ、結果として命は助かりません。

ですが、これを「国が認めている」「有効性が証明されている（エビデンスがある）」「効果がある」治療という言い方をするわけです。また効果といっても確率論であり、個々の患者さんに実際にどれくらいの効果が出るのかは、投与してみないとわかりません。患者さんごとに薬の効果や副作用の現れ方は全く異なるからです。これが「効果」の実態です。

患者さんの本音は、このような効果を求めることではなくて、「元気に生きる！」ことなのではありませんか。

ANK 療法の効果はどうとらえるべきか

NK 細胞は、がん細胞を傷害するために存在するような生き物です。

活性が高い NK 細胞は「どんな」がん細胞も「必ず」傷害します。薬のように、効くことも効かないこともある、というものではありません。

また、活性の高い NK 細胞は患者さんの体内で必ず強力な免疫刺激物質を放出し、その結果ほぼ必ず発熱を生じます（ごく稀に熱の出ない方もいらっしゃいます）。自然が創ったそういう生き物なのです。なお熱自体は免疫刺激ではなく結果であり、がん細胞も熱に弱いわけではないので、発熱対策として体を冷やします。

研究レベルでは、厳密に体内の NK 活性を測定することもできます。大変な手間とコストがかかり、大量処理もできないため、一般診療には使えませんが、実際に測定すると、末期進行がんの方でも ANK 療法の

点滴後、NK 活性が健康な人を上回るレベルまで上昇します。数日以内に下がりますが、点滴前より高いレベルで下げ止まります。

つまり、たった1回点滴しただけでも必ず「効果ぐらいはある」ということです。ですが、1回の点滴だけで命が助かることはありません。「効果ぐらい」はあっても、まだまだがんの勢いに押されており、「生きる」ためのがんとの戦いに勝つには何回も点滴をする必要があります。

ANK 療法の臨床試験では、末期進行がんの患者さん17名全員がANK 療法だけで完全寛解し、5年以上再発が見つかりませんでした。

ただしこれは、6カ月連続でANK 療法の点滴を続けて得られた結果です。一般診療でこれをやると、数千万円の費用がかかることもあって、かなり無理があります。

また、被験者は標準治療を一切受けていないことが参加条件でしたので、NK 細胞が傷んでいないという点も有利でした。

一般診療では標準治療を受け、抗がん剤の投与後にANK 療法を受ける人が多数を占めます。治療を受け尽くして、もう治療がないターミナル状態で担ぎ込まれてくる方も多くいらっしゃいました。最初から助かるのは無理と思われ、1クールの治療を終える時間が残っていない方も多かったのです。

最近、まだまだ少数派ですが、早期がんでも相談に来られる方や、抗がん剤投与前にNK 細胞を培養し凍結保管すると言われる方が増えてきています。

では、どうすればいいのか

以下はあくまで大まかな一般論です。大雑把に「そんな感じなのか」とゆるりとお読みいただき、ご自身のことについてはANK 療法実施医の医療相談を受けて、それからどうするか決めてください。

【最も理想的なケース】

手術前にリンパ球を採取、術後体が落ち着いたらANK 療法を標準量で点滴します。通常1クールでいい結果になる……はずですが、意外に苦戦することもあります。手術がうまくいかないケースや、ステージ1の小さな腫瘍でも非常に悪性度が高い場合があるなど、ケースバイケースですので、絶対にこうなるということは申し上げられません。あくまでおおよその目安です。また、念のため２クール受ける方も、予算の関係で最初から２分の１クールだけ受ける方もいらっしゃいます。
　実際には、医師が患者さんの状態を診て、がんの悪性度や、体力なども勘案して治療設計の提案をします。

【非常に厳しいケース】
　画像にはっきり映る大きな腫瘍があり、手術不能で、抗がん剤治療をやり尽くしている。体力が落ちて通院も容易ではないという状態であれば、やはりケースバイケースですが、非常に見込みは厳しくなります。ANK 療法医の間でも、ターミナル状態からは治療しない方針の先生も、どんな段階でも、できうる最善の治療を試みる方針の先生もいらっしゃいます。
　例えば、東京都下のクリニックの院長は、標準治療医として感じていた限界から、開業後に ANK 療法を導入され、どんな患者さんでも通ってきてくれれば治療するとおっしゃっています。厚生局への報告のために同院の治療経過を整理すると、一人で院内まで来れない要介護の患者さんが ANK 療法を受けられた半数のケースで「自立」状態まで回復されています。初診時に担ぎ込まれてきた患者さんが、自分の足で歩いてこられ、元気に挨拶されるとスタッフの皆さんも嬉しくなるそうです。
　ターミナル状態に近い患者さんの ANK 療法は、まず少しでも元気になっていただくところから始める、ということになります。

【それ以外の方】
　多くの方は、理想的なケースと非常に厳しいケースの中間になります。費用さえクリアできれば、おそらく治療は受けられるはず。まず ANK 療法医の面談を受けてみてください。
　これから抗がん剤治療の方、抗がん剤投与が始まっている方、再発・転移の見つかった方、手術不能と診断された方……。状態は違っても、共通しているのは、早いほど結果はよくなる可能性が高いということ。直ちに面談を検討してください。
　どなたのケースでも、最善の結果を求めて ANK 療法医が真剣に治療設計を考えますが、ANK 療法は「やらないよりやったほうがいい」。この点は、極めてシンプルなのです。

おわりに

1984年、とても大きな会社のバイオ医薬品部門に配属され、手始めに担当した仕事が、世界の抗がん剤メーカーへ、抗がん剤を製造する原料を供給することでした。

この会社、入ってみて驚いたのですが、海外で開発された代表的な抗がん剤を次々に日本の医薬品メーカーへライセンス供与し、逆に、海外の抗がん剤メーカーへは、国内で製造された原料を供給していたのです。その後、バイオテクノロジーを応用した医薬品を海外で開発したり、開発済みの技術を日本の医薬品メーカーに供与したりする仕事に携わりました。

この1984年は「バイオの夜明け」と呼ばれ、米国国立衛生研究所NIHが、巨額予算を投じ、免疫細胞療法の基礎を築きます。そして、LAK療法の大規模臨床試験が実施されました。私は、日本の医薬品メーカー上位20社を回り、LAK療法を紹介しようとしましたが、「薬屋に薬以外のものをもってこられても」と話にならない、という反応がほとんどでした。

患者さん本人の細胞を取り出し、一件ずつ培養して、本人に戻す。これは医療行為であって、医薬品にはならない。いくらやっても原価が下がらないし、そもそも法的に、医薬品でも医療機器でもないものを企業が健康保険の適用（今は適応といいます）申請することができない。自由診療ならやれるだろうが、やはり保険診療でないと大して儲からない。

これが、ほとんどの医薬品メーカー共通の反応でした。

どんなに開発費をかけても、保険適応をとれば、莫大な利益を確保できる、それがこの世界の常識であり、実際、当時で6兆円、今日14兆円に上る保険診療の医薬品市場に対し、自由診療は公式統計もなく、おそらく数百億円規模しかないのでしょう。保険診療市場の1%以下ということです。

その後、ダナファーバーがん研究所（ハーバード大学）で缶詰になり、がん増殖のメカニズムの研究報告を聞き、これは薬になるとピンときました。実際、こうした増殖信号の伝達システムの研究から、次々に分子標的薬が登場し、今日、欧米ではがん治療薬の主流になっています。

ただ、分子標的薬は、がん細胞の増殖にブレーキをかけるだけで、あとはがん免疫の働きに任せる薬です。体内のNK細胞ががん細胞を殺してくれるのをひたすら待つか、NK細胞の攻撃効率をある程度高める作用（ADCC活性）を持たせるかですが、いかんせん、ほとんどのがん患者さんの場合、体内のNK活性が低すぎます。

分子標的薬は、一部の患者さんに劇的に奏効することがあるものの、多くの場合、威力不足で終わります。

欧米、アフリカ、カリブ海……、新薬開発の舞台を転々としていると、末期進行がんなのに長期生存している、あるいは自然治癒したと考えられる患者さんたちを徹底して分析する研究が盛んに行われていました。

話を聞くと、その誰しもが、やはりNK活性が上がっており、かつNK細胞の数が増えていました。それだけが、「奇跡」が起こった患者さんの共通項。答えはどこでも同じでした。

ところが、NK細胞の培養はどうしようもなく難しいのです。NK活性を高めればがんは克服できる。そのゴールがあることはわかっていても、どうやってゴールまでパスをつなぐかがわからない状況でした。

そのうち、自分が、ハングライダーの操縦中に事故を起こし、人工心肺のお世話になりました。ケガのせいではなく、過労によってサイトメガロII型ウイルスが増殖し、多臓器不全寸前の状態で事故を起こしたものですから、手術中に心停止、呼吸停止となったのです。

幸い蘇生はしましたが、内臓機能はどうしようもなく低下していました。「これは助からんぞ」とわかったところで治療法はありません。しかも、骨折の再手術をすると言われ、これでは身がもたない、と病院を抜け出しました。

そのとき偶然に出会った「いだき講座」というセミナーを受け、そこから復活劇が始まります。いきなり「病気を治そうとしているでしょう。治りませんよ」と言われました。「頭の中は病気のことでいっぱい。ますます病気になりますよ、健康に生きることを考えないと」。

なるほど、どうせ治療法はないし、元気に生きることだけ考え、健康を取り戻す方向へと頭が働くようになっていきました。

3年ほど仕事はできませんでしたが、その間、経営とファイナンスの本質をこのセミナーで体得します。これを実践で活かすべく、投資部門へ移籍し、そこの子会社として、国内初の本格的な経営参画型ベンチャーキャピタルの創業を担当しました。ファンド規模は、総額155億円でした。

研究者というものは、結局、お金を出す人の顔色をうかがいながら仕事をしています。そのため、一般受けのいい分野に資金が集中しがちです。今なら、iPS細胞とか、樹状細胞などです。こういうものは、研究には便利ですが、実際の治療の役には立ちません。お金の流れを変えないと、人の命を助ける治療技術は表に出られない、その現実を痛感し、お金そのものを扱う仕事を始めたのです。

そこでリンパ球バンクに出会います。徹底的に世界の培養技術を調査し、NK細胞の培養を臨床上の実用レベルで実現しているグループはほかに存在しないという結論に至り、世界のオンリーワン企業へ投資、社外取締役に就任しました。

とはいえ、巨大資本にとって、免疫細胞療法は投資効率が悪いように見える。この状況は変わりません。また、巨額資金を投じて開発された世界標準の分子標的薬でさえ、この国では、特定の部位ごとにしか保険適応にならないのですから、免疫細胞療法という新しい治療を、すべての人が費用の心配なく受けられるようにするのは、現行の医療制度のままでは不可能です。

本物の免疫治療を全世界に普及させるロードマップはできているのですが、まだまだ、いばらの道は続きそうです。それでも、がん患者がつくった会社ですから、がんという病気で人が亡くならない世界の実現まで、進み続けます。

2020年5月

リンパ球バンク株式会社代表取締役社長　藤井真則

参考文献

Boyiadzis M, Foon KA, Herberman RB : NK cells in cancer immunotherapy: three decades of discovery. Discover Med. 2006 ; 6 (36) : 243-248

NK 細胞発見者による論文。NK 細胞は事前の感作を必要とせずに腫瘍細胞を傷害する能力を持つ細胞として発見された。今後、NK 細胞を活用したがん免疫細胞療法が行われると記述された。

Toshio Nikaido, Akira Shimizu, Norio Ishida, Hisataka Sabe, Keisuke Teshigawara, Michiyuki Maeda, Takeshi Uchiyama, Junji Yodoi, Tasuku Honjo : Molecular cloning of DNA encoding human interleukin-2 receptor. Nature. 1984 ; 311 (5987) : 631-635

免疫細胞の培養にはインターロイキン 2 の添加が必須である。ANK 療法開発者 2 名のうちの一人、勅使河原計介医学博士は、免疫細胞表面にあるインターロイキン 2 レセプターの発見者の一人である。「ネーチャー」誌掲載論文には、免疫チェックポイント阻害薬「オプジーボ」の開発者である本庶佑医学博士をはじめ、免疫細胞研究の黎明期をリードした研究者の名が並ぶ。

Steven A. Rosenberg, Michael T. Lotze : Epxerience with the use of high-dose interleukin-2 in the treatment of 652 cancer patients. Presented at the 109th Annual Meeting of the American Surgical Association, Colorado Springs Accepted for publication, April 17, 1989.

米国国立衛生研究所 NIH が実施した LAK 療法等の大規模臨床試験の報告。免疫細胞療法の有効性を確認し、奏効する基本要件を確立した。

Whiteside TL : Isolation of human NK cells and generation of LAK. Curr Protoc Immunol. 2001 ; Chapter 7 Unit 7.7.

LAK 療法では、末梢血中の白血球全体を治療に用いたが、LAK 細胞群から NK 細胞を除去するとがん細胞に対する傷害活性が消失することを確認。血液中の免疫細胞全体を活性化した状態では、がん細胞を傷害する能力のほとんどが NK 細胞に依存することを確認し、LAK 療法で確認された抗腫瘍効果は、NK 細胞によるものであることを示した。

Sonoko Habu, Hiroyasu Fukui, Kazuo Shimamura, Masataka Kasai, Yoshitaka Nagai, Ko Okumura, Norikazu Tamaoki : In vivo effects of anti-asialo GM1. I. Reduction of NK activity and enhancement of transplanted tumor growth in nude mice. J Immunol. 1981 ; 127 (1) : 34-38.

マウスに抗アシアロ GM1 抗体を投与し、NK 活性を低下させることで、腫瘍形成を促進することを確認。「免疫監視機構」説をサポートするものとして注目された。

設楽研也：次世代抗体医薬としてのポテリジェント抗体、薬学雑誌、 2009：129 (1)：3 - 9

がん治療用の抗体医薬品（分子標的薬の一種）においては、NK 細胞との結合性の高さが、がん細胞の傷害を促進する最重要ファクターとなる。NK 細胞の傷害活性を高める ADCC 活性をさらに強化するポテリジェント技術を有する協和発酵キリン株式会社の研究者の論文。

Moretta L, Moretta A : Killer immunoglobulin-like receptors. Curr Opin Immunol. 2004 ; 16 (5) : 626-633

特殊な環境下で選別後クローン培養され、MHC クラス I を発現するがん細胞を傷害しなくなった特殊なNK細胞から、MHCクラスIを認識する抑制型認識レセプターを発見したモレッタの論文。その後、活性型レセプターも発見され、今日では、数十種類にも及ぶ認識レセプターが知られている。MHCクラスIを発現するがん細胞を傷害しないNK細胞というのは、こうした研究目的で特殊な選別を受けたものにみられる傾向であって、野生型のNK細胞を活性化すると、MHCクラスI発現の有無にかかわらず、標的が、がん細胞であれば、傷害する。

Brian T. Kawasaki, William L. Farrar : Cancer stem cells, DC200 and immunoevasion. Trends in Immunology, 2008 ;29 (10) : 464-468.
「がん幹細胞」を総括する論文。がん幹細胞は、放射線や抗がん剤に強い抵抗性を示す。再発・転移の核になるがん幹細胞が、体内に分散すると、標準治療では手を出せないことを示した。

Tallerico R1, Todaro M, Di Franco S, Maccalli C, Garofalo C, Sottile R, Palmieri C, Tirinato L, Pangigadde PN, La Rocca R, Mandelboim O, Stassi G, Di Fabrizio E, Parmiani G, Moretta A, Dieli F, Kärre K, Carbone E.：Human NK cells selective targeting of colon cancer-initiating cells: a role for natural cytotoxicity receptors and MHC class I molecules. J Immunol. 2013 Mar 1;190(5):2381-90. doi: 10.4049/jimmunol.1201542. Epub 2013 Jan 23.
NK細胞が固形がんの「がん幹細胞」を傷害するという報告。血液がんにおいてNK細胞ががん幹細胞様細胞を傷害するエビデンスは多いが、固形がんについても徐々に報告が増えている。また、がん幹細胞はMHCクラスIの発現が弱く、CTLでは認識できないのであろうとしている。

Phillip W. Kantoff, Celestia S. Higano, Neal D. Shore, E. Roy Berger, Eric J. Small, David F. Penson, Charles H. Redferm, Anna C. Ferrari, Robert Dreicer, Robert B Sims, Yi Xu Mark W. Frohlich, Paul F. Schellhammer : Sipuleucel-T Immunotherapy for Castration-Resistant Prostate Cancer. The New England Journal of Medicine. 2010 ; 363 (5) : 411-422.
米国政府承認取得の審査対象となった治験に関するニューイングランド・ジャーナル・オブ・メディシンに投稿された論文。免疫細胞療法のエビデンスの一つ。当初、樹状細胞療法として開発されたSipulucel-T（商品名プロベンジ）は全く奏効しなかったが、NK細胞と混合したケースのみ延命効果を示した。(NK細胞による効果と考えられる)

Makiko Yamashita, Shigeta Kitano, Hiroaki Akikawa, Aya Mitsuhiro Hayashi, Noboru Yamamoto, Kenji Tamura, Akinobu Hamada：A novel method for evaluating antibody-dependent cell-mediated cytotoxicity by flowcytometry using cryopreserved human peripheral blood mononuclear cells. Scientific Reports　Doi 10.1038/srep19772
国立がん研究センター研究陣の論文。主題は遠隔輸送された血液サンプルでもNK活性を測定できる手法だが、背景として分子標的薬が著効となるか否かには患者体内のNK活性の残存レベルが大きく影響するのでより簡便なNK活性測定が求められるというもの。

Keisuke Teshigawara, Sho Nagai, Gaowa Bai, Yuji Okubo, Haorile Chagan-Yasutan, Toshio Hattori：Successful Amplified-Natural-Killer Cell (ANK) Therapy Administered to a Patient with Smoldering Adult T-Cell Leukemia in Acute Crisis. MDPI,Reports 2018, 1(2), 13; https://doi.org/10.3390/reports1020013
ANK開発医師や実施医師、大学研究者等の共同論文。ANK療法の著効例を報告。

著者紹介

藤井真則（ふじい まさのり）

リンパ球バンク株式会社代表取締役社長。
大阪大学理学部生物学科卒。細胞生理学、分子遺伝学を専攻。1984年、三菱商事株式会社入社。バイオ医薬品部門において主に欧米等での、新薬・診断薬・ワクチンなどの開発に参画。エビデンス（臨床上の有効性の証明）を構築し、日本の医薬品メーカー等へライセンス供与する業務などを担当。ハンググライダー操縦中の事故による重傷とそれまでの過労が重なり、多臓器不全となり、人工心肺で命をつなぐ。治療法はない状況下、それでも生きると決める。人間本来の能力を発揮できない阻害要因を解放する「いだき講座」を受講し、生命力の回復に努めながら、経営とファイナンスの本質を学ぶ。受講成果を応用すべく、1998年、国内初の経営参画型ベンチャーキャピタルの創設を担当。ファンド運用総額は155億円。2004年、世界中の細胞培養技術を調査のうえ、唯一、NK細胞の臨床上の実用レベルでの本格培養技術を確立しているリンパ球バンク株式会社に投資、社外取締役となる。2007年、代表取締役社長に就任し、現在に至る。認定再生医療等審査委員、NPO高麗（こうま）理事などを務める。

本書についての
ご意見・ご感想はコチラ

図解 免疫細胞療法
NK細胞でがんと闘う [改訂版]

2020年6月30日　改訂第1刷発行

著　者　藤井真則
発行人　久保田貴幸
発行元　株式会社幻冬舎メディアコンサルティング
〒151-0051　東京都渋谷区千駄ヶ谷4-9-7
電話 03-5411-6440（編集）
発売元　株式会社幻冬舎
〒151-0051　東京都渋谷区千駄ヶ谷4-9-7
電話 03-5411-6222（営業）
印刷・製本　瞬報社写真印刷株式会社

検印廃止

Printed in Japan
ISBN 978-4-344-92926-5　C0047
幻冬舎メディアコンサルティングHP　http://www.gentosha-mc.com/